中医非物质文化遗产临床经典读本

十四经发挥

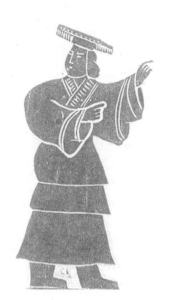

元·滑 寿 著

成建军 主校

李玉清 主校

孔长征 曹金虎 刘 洋 协校

中国医药科技出版社

图书在版编目（CIP）数据

十四经发挥/（元）滑寿著；李玉清主校 . 一北京：中国医药科技出版社，2011.1
（2024.10重印）（中医非物质文化遗产临床经典读本）

ISBN 978 - 7 - 5067 - 4590 - 1

Ⅰ.①十… Ⅱ.①滑… ②李… Ⅲ.①针灸学 - 中国 - 元代 Ⅳ.①R245

中国版本图书馆 CIP 数据核字（2010）第 039091 号

版式设计 郭小平

出版 中国医药科技出版社

地址 北京市海淀区文慧园北路甲 22 号

邮编 100082

电话 发行：010 - 62227427 邮购：010 - 62236938

网址 www. cmstp. com

规格 710 × 1020mm $^1/_{16}$

印张 $4\,^3/_4$

字数 46 千字

版次 2011 年 1 月第 1 版

印次 2024 年 10 月第 4 次印刷

印刷 河北环京美印刷有限公司

经销 全国各地新华书店

书号 ISBN 978 - 7 - 5067 - 4590 - 1

定价 15. 00 元

本社图书如存在印装质量问题请与本社联系调换

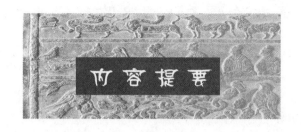

内容提要

《十四经发挥》由元·滑寿所著。本书共3卷，每卷1篇。卷上为手足阴阳流注篇，总论三阴三阳经脉循行的规律。卷中为十四经脉气所发篇，论十四经循行路线、腧穴位置及手足十二经"是动"病的临床表现。卷下为奇经八脉篇，为滑氏杂取《素问》、《难经》、《甲乙经》、《圣济总录》中有关内容，参合为篇而成，论奇经八脉的循行部位、生理功能和病理变化。本书循经列穴，训释名物，编写经穴歌，倡十四经之说，把督任二脉提高到与十二正经同等的地位，对针灸学的发展影响很大。正如承淡安所云："针灸得盛于元代，滑氏之功也"。本书语言明白晓畅，易学易懂，便于中医药院校的本科生、研究生、青年教师及针灸医生使用。

《中医非物质文化遗产临床经典读本》
编 委 会

出版者的话

中华医学源远流长，博大精深。早在两汉时期，中医就具备了系统的理论与实践，这种系统性主要体现在中医学自身的完整性及其赖以存续环境的不可分割性。在《史记·扁鹊仓公列传》中就明确记载了理论指导实践的重要作用。在中医学的发展过程中，累积起来的每一类知识如医经、方剂、本草、针灸、养生等都是自成系统的。其延续与发展也必须依赖特定的社会人文、生态环境等，特殊的人文文化与生态环境正是构成中医学地域性特征的内在因素，这点突出体现在运用"天人合一"、"阴阳五行"解释生命与疾病现象。

但是，随着经济全球化趋势的加强和现代化进程的加快，我国的文化生态发生了巨大变化，中国的传统医学同许多传统文化一样，受到了严重冲击。许多传统疗法濒，临消亡，大量有历史、文化价值的珍贵医药文物与文献资料由于维护、保管不善，遭到损毁或流失。同时，对传统医药知识随意滥用、过度开发、不当占有的现象时有发生，形势日益严峻。我国政府充分意识到了这种全球化对本民族文化造成的冲击，积极推动非物质文化遗产保护。2005 年《国务院办公厅关于加强我国非物质文化遗产保护工作的意见》指出："我国非物质文化遗产所蕴含的中华民族特有的精神价值、思维方式、想象力和文化意识，是维护我国文化身份和文化主权的基本依据。"

中医药是中华民族优秀传统文化的代表，是国家非物质文化遗产保护的重要内容。中医古籍是中医非物质文化遗产最主要的载体。杨牧之先生在《新中国古籍整理出版工作的回顾与展望》一文中说："古代典籍是一个民族历史文化的重要载体，传世古籍历经劫难而卓然不灭，必定是文献典籍所蕴含精神足以自传。……我们不能将古籍整理出版事业仅仅局限于一个文化产业的位置，要将它放到继承祖国优秀文化传统、弘扬中华民族精神、建设有中国特色的社会主义的高度来认识，从中华民族的文化传统和社会主义精神文明建设的矛盾统一关系中去理解。"《保护非物质文化遗产公约》指出要"采取措施，确保非物质文化遗产的生命力，包括这种遗产各个方面的确认、立档、研究、保存、保护、宣传、承传和振兴"。因此，立足于非物质文化遗产的保护，确立和展示中医非物质文化遗产博大精深的内容，使之得到更好的保护、传承和利用，对中医古籍进行整理出版是十分必要的。

而且，中医要发展创新，增强其生命力，提高临床疗效是关键。而提高临床疗效的捷径，就是继承前人宝贵的医学理论和丰富的临床经验。在中医学中，经典之所以不朽是因其经过了千百年临床实践的证明。经典所阐述的医学原理和诊疗原则，已成为后世医学的常规和典范，也是学习和研究医学的必由门径，通过熟读经典可以启迪和拓宽治疗疾病的思路，提高临床治疗的效果。纵观古今，大凡著名的临床家，无不是在熟读古籍，继承前人理论和经验的基础上成为一代宗师的。因此，"读经典做临床"具有重要的现实意义。

意识到此种危机与责任，我社于2008年始，组织全国中医权威专家与中医文献研究的权威机构推荐论证，按照"中医非物质文化遗产"分类原则组织整理了本套丛书。本套丛书包括《中医非物质文化遗产临床经典读本》（第一批70种，第二批30种）与《中医非物质文化遗产临床经典名著》（第一批30种，第二批20种）两个系列，共150个品种。其所选书目精当，涵盖了大量为历代医家推崇、尊为必读的经典著作，也包括近年来越来越受关注的，对临床具有很好指导价值的近代经典作品。

本次整理突出了以下特点：①力求准确：每种医籍均由专家遴选精善底本，加以严谨校勘，为读者提供准确的原文。②服务于临床：在书目选择上重点选取了历代对临床具有重要指导价值的作品。③紧密围绕中医非物质文化遗产这一主题，选取和挖掘了很多记载中医独特疗法的作品，尽量保持原文风貌，使读者能够读到原汁原味的中医经典医籍。

期望本套丛书的出版，能够真正起到构筑基础、指导临床的作用，并为中国乃至世界，留下广泛认同，可供交流，便于查阅利用的中医经典文化。

本套丛书在整理过程中，得到了作为本书学术顾问的各位专家学者的指导和帮助，在此表示衷心的感谢。本次整理历经数年，几经修改，然疏漏之处在所难免，敬请指正。

中国医药科技出版社
2011 年 12 月

校注说明

《十四经发挥》，元·滑寿著于至正元年（1341年）。滑寿，字伯仁，晚号撄宁生。《十四经发挥》共分3卷，每卷1篇。卷上为手足阴阳流注篇，总论三阴三阳经脉循行的规律。卷中为十四经脉气所发篇，论十四经循行路线、腧穴位置及手足十二经"是动"病的临床表现。卷上篇末有"上本篇正文，与《金兰循经》同"，卷中篇末有"上十四经正文，并上《金兰循经》同"。可知全书是以元代忽泰必烈的《金兰循经取穴图解》为基础再加充实而成的。

该书问世不久，原本即失，其内容由薛铠、薛己收入《薛氏医案》才得以保存下来。现存《十四经发挥》版本除《薛氏医案》本外，还有单行本，如：日本庆安二年己丑（1649年）刻本、日本宽文五年乙巳（1665年）山本长兵卫刻本、日享保十六年辛亥（1731年）皇都书林永田调兵卫刻本、日宝永六年己丑（1709年）芳野屋权兵卫刻本、日宝历十二年壬午（1726年）大阪阿内屋喜兵卫刻本、1986年上海科学技术出版社校注本等等，但上述单行本都源于《薛氏医案》。

本次点校以明万历《薛氏医案》中《十四经发挥》本为底本，以南京图书馆藏明抄本（简称明抄本）、清东溪堂朱墨本（简称东溪堂本）、承淡安《古本十四经发挥》（简称承本）为校本，旁参京口文成堂摹刻宋本《灵枢经》、《明医指掌》嘉庆本等书而成。

本次整理研究所采用的处理方法如下：

1. 校注采用简体横排形式，并加新式标点，对原文重新加以句读。

2. 凡底本中有明显误字者，于正文中径改。

3. 凡底本中能确认的文字脱误衍倒而有校本可据者，据校本改，并出具校注。

4. 凡底本与校本文字有异，义皆可通者，原文不改，出注说明。校本明显有误者，不出校注。

5. 凡底本中繁体字、俗字、书刊匠字、通假字、异体字，对于常见者，予以径改，不出注。如"支"改为"肢"，"鬲"改为"膈"或"隔"，"写"改为"泻"，"夹"、"侠"改为"挟"等，对于不常见者，予以出注说明。

6. 将表示上下的"左"、"右"改为"下"、"上"。

因校注者水平所限，疏漏之处在所难免，祈望同道不吝赐教。

校注者

2009 年 9 月

序　一

　　十四经发挥者，发挥十四经络也。经络在人身，手三阴三阳，足三阴三阳，凡十有二，而云十四者，并任、督二脉言也。任、督二脉何以并言？任脉直行于腹，督脉直行于背，为腹背中行诸穴所系也。手太阴肺经，左右各十一❶穴。足太阴脾经，左右各二十一穴。手阳明大肠经，左右各二十穴。足阳明胃经，左右各四十五穴。手少阴心经，左右各九穴。足少阴肾经，左右各二十七穴。手太阳小肠经，左右各十九穴。足太阳膀胱经，左右各六十三穴。手厥阴心包经，左右各九穴。足厥阴肝经，左右各十三穴。手少阳三焦经，左右各二十三穴❷。足少阳胆经，左右各四十三穴。兼以任脉中行二十四穴，督脉中行二十七❸穴，而人身周矣。医者明此，可以针，可以灸，可以汤液投之，所向无不取验。后世医道，不明古先圣王救世之术，多废不讲。针、灸、汤液之法，或歧或二，或参或三，其又最下则针行者百一，灸行者什二，汤液行者什九而千万，抑何多寡之相悬耶？或者以针误立效，灸次之，而汤

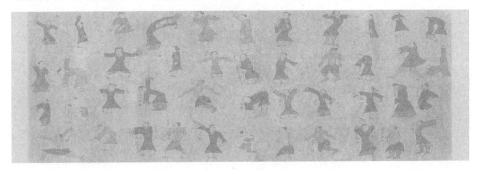

----

❶　一：原作"七"，据"手太阴肺经穴歌"中的穴数改。
❷　二十三穴：原作"四十六穴"，据"手少阳三焦经穴歌"中的穴数改。
❸　七：原作"八"，据"督脉经穴歌"中的穴数改。

其用心也！夫医之治病，犹人之治水，水行于天地，犹血气行于人身也。沟渠亩浍，河泖川渎，皆其流注交际之处，或壅焉，或塞焉，或溢焉，皆足以害治而成病，苟不明其向道而欲治之，其不至于泛滥妄行者否也？医之治病，一迎一随，一补一泻，一汗一下，一宣一导，凡所以取其和平者，亦若是耳，而可置经络于不讲乎？滑伯仁氏有忧之，故为之图，为之注，为之歌，以发挥之。周悉详尽，曲畅旁通，后之医者，可披卷而得焉，伯仁氏之用心亦深矣哉！后伯仁氏而兴者，有薛良武氏焉。良武氏潜心讲究，其所自得，亦已多矣。乃复校正是书而刊诸梓，欲以广其传焉，推是心也，即伯仁氏之心也。良武名铠，为吴之长洲人，有子曰己者，今以医判南京太医事，尤以外科名，而外科者，特其一也，君子谓其能振家业云。

嘉靖戊子冬闰十月望日
前进士姑苏西阊盛应阳斯显书于金陵官舍

序　二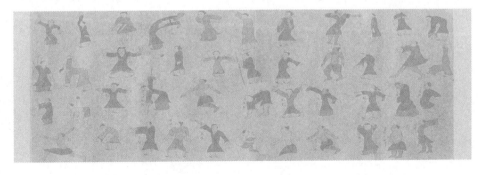[1]

　　人具九脏之形，而气血之运，必有以疏载之，其流注则曰历、曰循、曰经、曰至、曰抵，其交际则曰会、曰过、曰行、曰达者，盖有所谓十二经焉。十二经者，左右手足各备，阴阳者三，阴右而阳左也，阳顺布而阴逆施也。以三阳言之，则太阳、少阳、阳明。阳既有太少矣，而又有阳明者何？取两阳合明之义也。以三阴言之，则太阴、少阴、厥阴。阴既有太少矣，而又有厥阴者何？取两阴交尽之义也。非徒经之有十二也，而又有所谓孙络者焉。孙络之数，三百六十有五，所以附经而行，周流而不息也。至若阴阳维、跷、冲、带六脉，固皆有所系属，而唯督、任二经，则包乎腹背而有专穴，诸经满而溢者，此则受之，初不可谓非常经而忽略焉，法宜与诸经并论，通考其隧穴六百五十有七者，而施治功，则医之神秘尽矣。盖古之圣人契乎至灵，洞视无隐，故能审系脉之真，原虚实之变，建名立号，使人识而治之。虽后世屡至抉膜导窾，验幽索隐，卒不能越其范围，圣功之不再，壹至是乎？由此而观，学医道者，不可不明乎经络。经络不明，而欲治夫疢疾，犹习射而

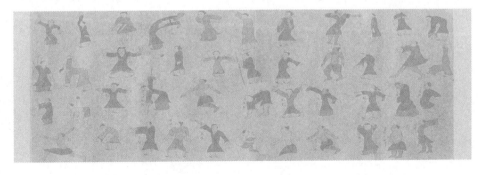

---

　　❶ 序：原无宋濂序、吕复序及滑寿自序，明抄本、承本中均有，今据承本补。

诸论，及《灵枢·本输》所述经脉辞旨简严，读者未易即解，于是训其字义，释其名物，疏其本旨，正其句读，厘为三卷，名曰《十四经发挥》。复虑隧穴之名，难于记忆，联成韵语，附于各经之后，其有功于斯世也，不亦远哉！世之著医书者，日新月盛，非不繁且多也。汉之时，仅七家耳，唐则增为六十四，至宋遂至一百七十又九，其发明方药，岂无其人？纯以《内经》为本，而弗之杂者，抑何其鲜也！若金之张元素、刘完素、张从正、李杲四家，其立言垂范，殆或庶几者乎？今吾友滑君起而继之，凡四家微辞秘旨，靡不贯通，发挥之作，必将与其书并传无疑也。呜乎！橐籥一身之气机，以补以泻，以成十全之功者，其唯针砭之法乎？若不明于诸经而误施之，则不假锋刃而戕贼人矣。可不惧哉！纵逵曰：九针之法，传之者盖鲜，苟以汤液言之，亦必明于何经中邪，然后注何剂而治之，奈何粗工绝弗之讲也。滑君此书，岂非医途之舆梁也欤！濂故特为序之以传，非深知滑君者，未必不以其言为过情也。滑君名寿，字伯仁，许昌人，自号为撄宁生，博通经史诸家，言为文辞，温雅有法，而尤深于医。江南诸医，未能或之先也。所著又有《素问抄》、《难经本义》行于世。《难经本义》云林危先生素尝为之序云。

翰林学士亚中大夫知制诰兼修国史金华宋濂谨序

序　三

观文于天者，非宿度无以稽七政之行；察理于地者，非经水无以别九围之域。矧夫人身而不明经脉，又乌知营卫之所统哉？此《内经·灵枢》之所由作也。窃尝考之，人为天地之心，三才盖一气也。经脉十二，以应经水，孙络三百六十有五，以应周天之度，气穴称是❶，以应周期之日。宜乎荣气之荣于人身，昼夜环周，轶天旋之度，四十有九。或谓卫气不循其经，殆以昼行诸阳，夜行诸阴之异，未始相从，而亦未尝相离也。夫日星虽殊，所以丽乎天者，皆阳辉之昭著也；河海虽殊，所以行乎地中者，实一水之流衍也。经络虽交相贯属，所以周于人身者，一荣气也。噫！七政失度则灾眚见焉；经水失道，则浲潦❷作焉；经脉失常，则所生是动之疾，猋是而成焉。以故用针石者，必明俞穴，审开阖，因以虚实，以补泻之。此经脉本输之旨，尤当究心。《灵枢》世无注本，学者病焉，许昌滑君伯仁父，尝著《十四经发挥》，专疏手足三阴三阳及任督也。观其图章训释，纲举目张，足以为学者出入向方，实医门之司南❸也。即成，将锓梓以传，征余叙其所作之意，余不敏，辄书三才一气之说以归之。若别经络骨度❹之属，则此不暇备论也。

时正甲辰中秋日四明吕复养生主书于票骑山之樵舍

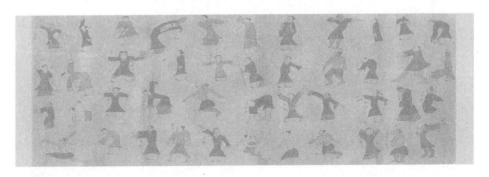

---

❶ 称是：明抄本作"深浅"，义胜。
❷ 浲潦：洪水。
❸ 司南：本指辨别方向用的一种仪器。此喻行事的准则。
❹ 骨度：明抄本作"筋骨"。

自　序

　　人为血气之属，饮食起居，节宜微爽，不能无疾。疾之感人，或内或外，或小或大，为是动，为所以生病，咸不出五脏六腑、手足阴阳。圣智者兴，思有以治之，于是而入者，于是而出之也。上古治病，汤、液、醪、醴为甚少，其有疾，率取夫空穴经隧之所统系。视夫邪之所中，为阴、为阳而灸刺之，以驱去其所苦。观《内经》所载服饵之法才一二，为灸者四三，其他则明针刺，无虑❶十八九。针之功，其大矣！厥后方药之说肆行，针道遂寝不讲，灸法亦仅而获存。针道微而经络为之不明；经络不明，则不知邪之所在，求法之动中机会，必捷如响，亦难矣。若昔轩辕氏、岐伯氏斤斤问答，明经络之始末，相孔穴之分寸，探幽摘邃，布在方册，亦欲使天下之为治者。视天下之疾，有以究其七情六淫之所自，及有以察夫某为某经之陷下也。某为某经之虚若实，可补泻也。某为某经之表里，可汗、可下也。针之，灸之，药之，饵之，无施不可，俾免夫颦蹙呻吟，抑以备矣。远古之书，渊乎深哉！于初学或未易也。乃以《灵枢·本输》、《素问·骨空》等论，裒而集之。得

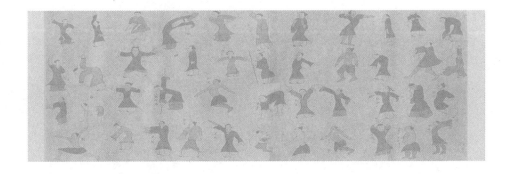

---

　　❶　无虑：大略；大概。

1

经十二，任、督脉之行腹背者二，其隧穴之周于身者，六百五十有七，考其阴阳之所以往来，推其骨❶之所以驻会，图章训释，缀以韵语，厘为三卷，目之曰《十四经发挥》。庶几乎发前人之万一，且以示初学者，于是而出入之向方也。呜呼！考图以穷其源，因文以求其义，尚不戾前人之心，后之君子，察其勤而正其不逮，是所望也。

至正初元闰月六日许昌滑寿自序

---

❶ 骨：明抄本此后有"空"字，义胜。

撄宁生自序[1]

  天下之事，统之有宗，会之有元。言简而尽，事核而当，斯为至矣。百家者流，莫大于医，医莫先于脉。浮沉之不同，迟数之反类，曰阴曰阳，曰表曰里，抑亦以对待而为名象焉，有名象而有统会该矣。高阳生之七表、八里、九道，盖凿凿也，求脉之明，为脉之晦。或者曰：脉之道大矣。古人之言亦多矣，犹惧弗及，而欲以此统会该之，不既太简乎？呜呼！至微者脉之理，而名象著焉，统会寓焉，观其会通，以知其典礼，君子之能事也。由是而推之，则溯流穷源，因此识彼；诸家之全，亦无遗珠之憾矣。

至正甲辰端月许昌滑寿识[2]

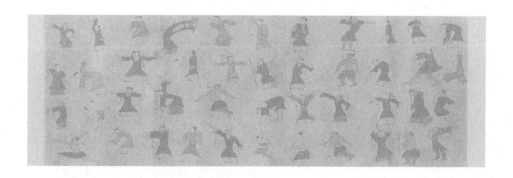

---

 [1] 撄宁生自序：此五字原无，据《明医指掌》嘉庆本补。
 [2] 至正甲辰端月许昌滑寿识：原无，据《明医指掌》嘉庆本补。

凡　例

一、十二经所列次第，并以流注之序为之先后。附以任、督二奇者，以其有专穴也，总之为十四经云。

二、注者，所以释经也。其训释之义，凡有三焉：训字，一义也；释身体、腑脏名物，一义也；解经，一义也。其载穴法分寸，则圈以别之。

三、各经既于本经详注处所，其有他经交会处，但云见某经，不必复赘。

四、经脉流注，本经曰历、曰循、曰至、曰抵；其交会者曰会、曰过、曰行。其或经行之处，既非本穴，又非交会，则不以字例统之。

五、奇经八脉，虽不若十二经之有常道，亦非若诸络脉之微妙也。任、督二脉之直行者，既以列之十四经，其阴阳维、阴阳跷、冲、带六脉，则别具编末，以备参考。

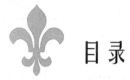

目录

卷　上

手足阴阳流注篇

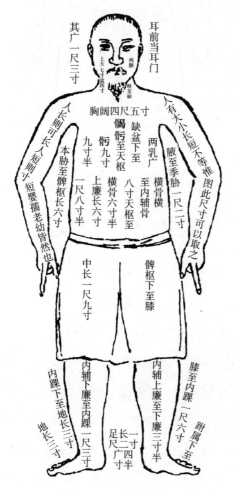

仰人尺寸之图

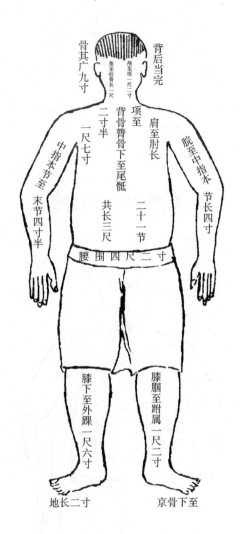

伏人尺寸之图

凡人两手足，各有三阴脉、三阳脉，以合为十二经也。三阴，谓太阴、少阴、厥阴。三阳，谓阳明、太阳、少阳也。人两手足，各有三阴脉、三阳脉，和合为十二经也。手三阴，谓太阴肺经、少阴心经、厥阴心包经。手三阳，谓阳明大肠经、太阳小肠经、少阳三焦经。足三阴，谓太阴脾经、少阴肾经、厥阴肝经。足三阳，谓阳明胃经、太阳膀胱经、少阳胆经。

谓之经者，以血气流行，经常不息者而言；谓之脉者，以血理分衺行体者而言也。

手之三阴，从脏走至手；手之三阳，从手走至头；足之三阳，从头下走至足；足之三阴，从足上走入腹。

手三阴，从脏走至手，谓手太阴起中焦，至出大指之端；手少阴起心中，至出小指之端；手厥阴起胸中，至出中指之端。手三阳，从手走至头，谓手阳明起大指次指之端，至上挟鼻孔；手太阳起小指之端，至目内眦；手少阳起小指次指之端，至目锐眦。足三阳从头走至足，谓足阳明起于鼻，至入中趾内间；足太阳起目内眦，至小趾外侧端；足少阳起目锐眦，至入小趾次趾间。足三阴从足走入腹，谓足太阴起大趾之端，至属脾络胃；足少阴起足心，至属肾络膀胱；足厥阴起大趾聚毛，至属肝络胆。足三阴虽曰从足入腹，然太阴乃复上膈挟咽，散舌下；少阴乃复从肾上挟舌本；厥阴乃复上出额，与督脉会于巅。兼手太阴从肺系横出腋下；手少阴从心系上肺出腋下；手厥阴循胸出胁，上抵腋下。此又秦越人所谓"诸阴脉，皆至颈胸而还"者也。而厥阴则又上出于巅，盖厥阴阴之尽也。所以然者，示阴无可尽之理，亦犹《易》之硕果不食，示阳无可尽之义也。然《易》之阴阳以气言，人身之阴阳以脏象言，气则无形，而脏象有质，气阳而质阴也。然则无形者贵乎阳，有质者贵乎阴欤？

络脉传注，周流不息。

络脉者，本经之旁支，而别出以联络于十二经者也。本经之脉，由络脉而交他经。他经之交，亦由是焉。传注周流，无有停息也。夫十二经之有络脉，犹江汉之有沱潜也。络脉之传注于他经，犹沱潜之旁导于他水也。是以手太阴之支者，从腕后出次指端，而交于手阳明。手阳明之支者，从缺盆上挟口鼻，而交于足阳明。足阳明之支者，别跗上，出大趾端，而交于足太阴。足太阴之支者，从胃别上膈，注心中，而交于手少阴。手少阴则直自本经少冲穴，而交于手太阳，不假支授，盖君者出令者也。手太阳之支者，别颊上至目内眦，而交于足太阳。足太阳之支者，从髆内左右别下合腘中，下至小趾外侧端，而交于足少阴。足少阴之支者，从肺出，注胸中，而交于手厥阴。手厥阴之支者，从掌中循小指次指出其端，而交于手少阳。手少阳之支者，从耳后出，至目锐眦，而交于足少阳。足少阳之支者，从跗上入大趾爪甲，出三毛，而交于足厥阴。足厥阴之支者，从肝别贯膈，上注肺，而交于手太阴也。

故经脉者，行血气，通阴阳，以荣于身者也。

通结上文，以起下文之义。经脉之流行不息者，所以运行血气，流通阴阳，以荣养于人身者也。不言络脉者，举经以该之。

其治❶从中焦，注手太阴阳明，阳明注足阳明太阴，太阴注手少阴太阳，太阳注足太阳少阴，少阴注手心主少阳，少阳注足少阳厥阴，厥阴复还注手太阴。

始于中焦，注手太阴，终于注足厥阴，是经脉之行一周身也。

其气常以平旦为纪，以漏水下百刻，昼夜流行，与天同度，终而复始也。

气，营气。纪，统纪也。承上文言经脉之行，其始则起自❷中焦，其气则常以平旦为纪也。营气，常以平旦之寅时为

---

❶ 治：明抄本、清东溪堂本作"始"。
❷ 起自：底本明抄本作"自起"，今据文义改。

纪，由中焦而始注手太阴，以次流行也。不言血者，气行则血行。可知漏水下百刻，昼夜流行。与天同度者，言一昼夜漏下百刻之内，人身之经脉流行无有穷止，与天同一运行也。盖天以三百六十五度四分度之一为一周天，而终一昼夜；人之荣卫，则以五十度周于身。气行一万三千五百息，脉行八百一十丈，而终一昼夜，适当明日之寅时，而复会于手太阴。是与天同度，终而复始也。或云：昼夜漏刻有长短，其营气盈缩当何如？然漏刻虽有短长之殊，而五十度周身者，均在其中，不因漏刻而有盈缩也。

上本篇正文，与《金兰循经》同。

卷 中

十四经脉气所发篇

手太阴肺经穴歌

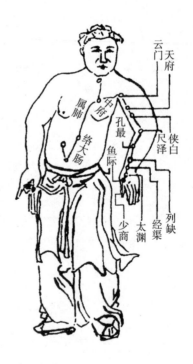

手太阴肺经之图

手太阴经❶十一穴，中府云门天府列，侠白尺泽孔最存，列缺经渠太渊涉，鱼际少商如韭叶。

手太阴肺之经。凡十一穴，左右共二十二穴。是经多气少血。

肺之为脏，六叶两耳，四垂如盖。附著于脊之第三椎中，有二十四空，行列分布诸脏清浊之气，为五脏华盖云。

手太阴之脉，起于中焦，下络大肠，还循胃口，上膈属肺。

起，发也。络，绕也。还，复也。循，巡也，又依也，沿也。属，会也。中焦者，在胃中脘，当脐上四寸之分。大肠，注见本经。胃口，胃上下口也；胃上口，在脐上五寸上脘穴，下口在脐上二寸下脘穴之分也。膈者，隔也，凡人心下有膈膜与脊胁周回相著，所以遮隔浊气，不使上熏于心肺也。手太阴起于中焦，受足厥阴之交也，由是循任脉之外，足少阴经脉之里，以次下行，当脐上一寸水分穴之分，绕络大肠，手太阴、阳明相为表里也。乃复行本经之外，上循胃口，迤逦上膈而属会于肺，荣气有所归于本脏也。

从肺系横出腋下，下循臑内，行少阴、心主之前，下肘中。

肺系，谓喉咙也；喉以候气，下接于肺。肩下胁上际曰腋。膊下对腋处为臑，肩肘之间也。臑尽处为肘，臂节也。自肺脏循肺系出而横行，循胸部第四行之中府、云门，以出腋下，下循臑内，历天府、侠白，行手少阴、手心主之前，下入肘中，抵尺泽穴也。盖手少阴循臑臂，出小指之端；手心主循臑臂，出中指之端；手太阴则行乎二经之前也。中府穴，在云门下一寸，乳上三肋间，动脉应手陷中。云门，在巨骨下，挟气户旁二寸陷中，动脉应手，举臂取之。天府，在腋下三寸臑内廉动脉中。侠白，在

---

❶ 经：原无，据明抄本补。

天府下去肘五寸动脉中。尺泽，在肘中约纹上动脉❶中。

循臂内上骨下廉，入寸口，上鱼，循鱼际，出大指之端。

肘以下为臂。廉，隅也，边也。手掌后高骨旁动脉为关，关前动脉为寸口。曰鱼，曰鱼际云者，谓掌骨之前，大指本节之后，其肥肉隆起处，统谓之鱼；鱼际，则其间之穴名也。既下肘中，乃循臂内，上骨之下廉，历孔最、列缺，入寸口之经渠、太渊以上鱼，循鱼际，出大指之端，至少商穴而终也。端，杪也。孔最穴，去腕上七寸。列缺，去腕侧上一寸五分，以手交叉头指当作食指末筋骨罅中，络穴也。经渠，在寸口陷中。太渊，在掌后陷中。鱼际，在大指本节后内侧散脉中。少商，在大指端内侧，去爪甲如韭叶，白肉内宛宛中。

其支者，从腕后直出次指内廉，出其端。

臂骨尽处为腕。脉之大隧为经，交经者为络。本经终于出大指之端矣，此则从腕后列缺穴，达次指内廉出其端，而交于手阳明也。

是动则病，肺胀满，膨膨而喘咳，缺盆中痛，甚则交两手而瞀，此谓臂厥。是主肺所生病者，咳嗽上气，喘喝烦心，胸满，臑臂内前廉痛，掌中热。气盛有余，则肩背痛，风寒，寒字疑衍，汗出中风，小便数而欠。虚❷汗则肩背痛，寒，少气不足以息，溺色黄变，卒遗矢无度❸。盛者，寸口大三倍于人迎；虚者，寸口反小于人迎也。

---

❶ 动脉：明抄本此后有"两筋"二字。
❷ 虚：《灵枢·经脉》此前有"气"字。
❸ 卒遗矢无度：《灵枢·经脉》中无此五字。

手阳明大肠经穴歌

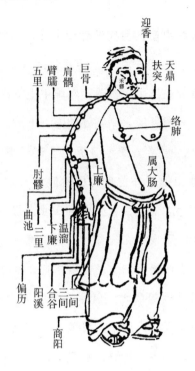

手阳明大肠经之图

手阳明穴❶起商阳，二间三间合谷藏，阳溪偏历历温溜，下廉上廉三里长，曲池肘髎迎五里，臂臑肩髃巨骨当，天鼎扶突禾髎接，终以迎香二十穴。

手阳明大肠之经。凡二十穴，左右共四十六。是经气血俱多。

大肠长二丈一尺，广四寸，当脐右回十六曲。

手阳明之脉，起于大指次指之端，循指上廉，出合谷两骨之间，上入两筋之中。

大指次指，大指之次指，谓食指也。手阳明，大肠经也。凡

---

❶ 穴：原无，据明抄本补。

经脉之道，阴脉行手足之里，阳脉行手足之表。此经起于大指次指之端商阳穴，受手太阴之交，行于阳之分也。由是循指上廉，历二间、三间，以出合谷两骨之间，复上入阳溪两筋之中。商阳，在手大指次指内侧，去爪甲角如韭叶。二间，在手大指次指本节前内侧陷中。三间，在手大指次指本节后内侧陷中。合谷，在手大指次指歧骨间陷中。阳溪，在腕中上侧两筋陷中。

循臂上廉，入肘外廉，循臑外前廉，上肩。

自阳溪而上，循臂上廉之偏历、温溜、下廉、上廉、三里，入肘外廉之曲池，循臑外前廉，历肘髎、五里、臂臑，络臑会，上肩，至肩髃穴也。偏历，在腕中后三寸。温溜，在腕后，小士六寸，大士五寸。下廉，在辅骨下，去上廉一寸。上廉，在三里下一寸。三里，在曲池下二寸，按之肉起。曲池，在肘外辅骨屈肘曲骨之中，以手拱胸取之。肘髎，在肘大骨外廉陷中。五里，在肘上三寸，行向里，大脉中。臂臑，在肘上七寸。臑会，见手少阳经，手阳明之络也。肩髃，在肩端，两骨间陷者宛宛中，举臂有空。

出髃骨之前廉，上出柱骨之会上。

肩端两骨间，为髃骨。肩胛上际会处，为天柱骨。出髃骨前廉，循巨骨穴，上出柱骨之会上，会于大椎。巨骨穴，在肩端上，行两叉骨间陷中。大椎，见督脉，手足三阳、督脉之会。

下入缺盆，络肺，下膈，属大肠❶。

自大椎而下入缺盆，循足阳明经脉外，络绕肺脏，复下膈，当天枢之分，会属于大肠也。缺盆、天枢，见足阳明经。

其支别者，从缺盆上颈贯颊，入下齿缝中。

---

❶ 大肠：原作"太肠"，"大"、"太"二字通，明抄本作"大肠"，今据改。

头茎为颈，耳以下曲处为颊，口前小者为齿。其支别者，自缺盆上行于颈，循天鼎、扶突，上贯于颊，入下齿缝中。天鼎，在颈，缺盆直扶突后一寸。扶突，在气舍后一寸五分，仰而取之。又云，在人迎后一寸五分。

还出挟口，交人中，左之右，右之左，上挟鼻孔。

口唇上、鼻柱下，为人中。既入齿缝，复出挟两口吻，相交于人中之分，左脉之右，右脉之左，上挟鼻孔，循禾髎、迎香，而终以交于足阳明也。人中穴，见督脉，为手阳明、督脉之会。禾髎，在鼻孔下，挟水沟旁五分。迎香，在禾髎上一寸，鼻孔旁五分。

是动则病，齿痛颈❶肿。是主津液所生病者，目黄，口干，鼽衄，喉痹，肩前臑痛，大指次指痛不用。气有余则当脉所过者热肿，虚则寒凛❷不复。盛者，人迎大三倍于寸口；虚者，人迎反小于寸口也。

---

❶ 颈：《灵枢·经脉》、明抄本、成本均作"颈"。
❷ 寒凛：《灵枢·经脉》作"寒栗"。

足阳明胃经穴歌

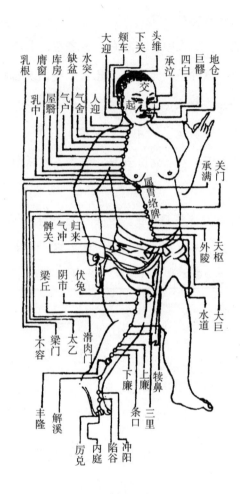

足阳明胃经之图

四十五穴足阳明，承泣四白巨髎经，地仓大迎颊车峙，下关头维人迎对，水突气舍连缺盆，气户库房屋翳屯，膺窗乳中延乳根，不容承满梁门起，关门太乙滑肉门，天枢外陵大巨存，水道归来气冲次，髀关伏兔走阴市，梁丘犊鼻足三里❶，上巨虚连条口位，下巨虚反丰隆❷，解溪冲阳陷谷中，内庭厉兑经穴终❸。

足阳明胃之经。凡四十五穴，左右共九十穴。是经气血俱多。

胃大一尺五寸，纡屈曲伸，长二尺六寸。

足阳明之脉，起于鼻，交頞中，旁约太阳之脉。下循鼻外，入上齿中，还出挟口环唇，下交承浆。

頞❹，鼻茎也，鼻山根为頞。足阳明起于鼻两旁迎香穴，由是而上，左右相交于頞中，过睛明之分，下循鼻外，历承泣、四白、巨髎，入上齿中，复出循地仓，挟两口吻环绕唇下，左右相交于承浆之分也。迎香，手阳明经穴。睛明，足太阳经穴，手足太阳、少阳、足阳明五脉之会。承泣，在目下七分，直瞳子。四白，在目下一寸，直瞳子。巨髎，在鼻孔旁八分，直瞳子。地仓，挟口吻旁四分。承浆，见任脉，足阳明、任脉之会。

却循颐后下廉，出大迎，循颊车，上耳前，过客主人，循发际，至额颅腮❺。

腮❻下为颔，颔中为颐。囟前为发际，发际前为额颅。自承浆却循颐后下廉，出大迎，循颊车，上耳前，历下关，过客主人，循发际，行悬厘、颔厌之分，经头维，会于额颅之神庭。大迎，在曲颔前一寸三分，骨陷中动脉。颊车，在耳下曲颊端陷中。下关，在客主人下，耳前动脉下廉，合口有空，开口则闭。

---

❶ 三里：原作"二里"，据明抄本改。

❷ 反丰隆：本句字数不足七字，与上、下文句不相应，当有脱文。明抄本作"及至丰隆"，文句工整，义胜。

❸ 陷谷……经穴终：原为小字，据上、下文改为大字。

❹ 頞：原作"额"，据明抄本改。

❺ 腮：《灵枢·经脉》无此字。明抄本亦无，当为衍文。

❻ 腮：文中原无，据句义补"腮"字。疑上段之"腮"字应为下段（即此处）之"腮"字，误刻至正文中。

13

客主人、悬厘、颔厌三穴，并足少阳经，皆手足少阳、阳明之交会。头维，在额角发际，本神旁一寸五分，神庭旁四寸五分。神庭穴，见督脉，足太阳、阳明、督脉之会。

其支别者，从大迎前下人迎，循喉咙，入缺盆，下膈，属胃络脾。

胸两旁高处为膺。膺上横骨为巨骨。巨骨上陷中为缺盆。其支别者，从大迎前下人迎，循喉咙，历水突、气舍入缺盆，行足少阴俞府之外下膈，当上脘、中脘之分，属胃络脾。人迎，在颈大动脉应手，挟结喉旁一寸五分。水突，在颈大筋前，直人迎下，气舍上。气舍，在颈直人迎下，挟天突陷中。缺盆，在肩下横骨陷中。俞府，见足少阴经。上脘，见任脉，足阳明、手太阳、任脉之会。中脘，见任脉，手太阳、少阳、足阳明所生，任脉之会。

其直行者，从缺盆下乳内廉，下挟脐，入气冲中。

直行者，从缺盆而下，下乳内廉，循气户、库房、屋翳、膺窗、乳中、乳根、不容、承满、梁门、关门、太乙、滑肉门，下挟脐，历天枢、外陵、大巨、水道、归来诸穴，而入气冲中也。气户，在巨骨下，俞府旁二寸陷中。库房，在气户下一寸六分陷中，仰而取之。屋翳，在库房下一寸六分陷中，仰而取之。膺窗，在屋翳下一寸六分陷中。乳中穴，当乳是。乳根穴，在乳下一寸六分陷中，仰而取之。不容，在幽门旁，相去各一寸五分。承满，在不容下一寸。梁门，在承满下一寸。关门，在梁门下一寸。太乙，在关门下一寸。滑肉门，在太乙下一寸，下挟脐。天枢，在挟脐二寸。外陵，在天枢下一寸。大巨，在外陵下一寸。水道，在大巨下三寸。归来，在水道下二寸。气冲，一名气街，在归来下，鼠鼷上一寸，动脉应手宛宛中。自气户至乳根，去中行各四寸。自不容至滑肉门，去中行各三寸，自天枢至归来，去中行各二寸。

其支者，起胃下口，循腹里，下至气冲中而合。

胃下口，下脘之分。《难经》云"太仓下口为幽门"者是也。自属胃处，起胃下口，循腹里，过足少阴肓俞之外、本经之里，下至气冲中，与前之入气冲者合。

以下髀关，抵伏兔。下入膝膑中，下循胻外廉，下足跗，入中趾外❶间。

抵，至也。股外为髀，髀前膝上起肉处为伏兔，伏兔后交纹为髀关，挟膝解中为膑，胫骨为胻。跗，足面也。既相合气冲中，乃下髀关，抵伏兔，历阴市、梁丘，下入膝膑中，经犊鼻，下循胻外廉之三里、巨虚上廉、条口、巨虚下廉、丰隆、解溪，下足跗之冲阳、陷谷，入中指内❷间之内庭，至厉兑而终也。髀关，在膝上伏兔后交纹中一作交分。伏兔，在膝上六寸起肉，正跪坐而取之。一云，膝盖上七寸。阴市，在膝上三寸、伏兔下陷中，拜而取之。梁丘，在膝上二寸，两筋间。犊鼻，在膝膑下、胻骨上，骨解大筋中。三里，在膝眼下三寸，胻骨外大筋内宛宛中，举足取之，极重按之，则跗上动脉止矣。巨虚上廉，在三里下三寸，举足取之。条口在下廉上一寸，举足取之。巨虚下廉，在上廉下三寸，举足取之。丰隆，在外踝上八寸，下外廉陷中，别走太阴。解溪，在冲阳后一寸五分，腕上陷中。冲阳，在足跗上五寸，骨间动脉，去陷谷三寸。陷谷，在足大趾次趾间，本节后陷中。内庭，在足大趾次趾外间陷中。厉兑，在足大趾次趾去

---

❶ 外：《灵枢·经脉》作"内"。

❷ 内：原作"外"，今据《灵枢·经脉》、明抄本改。

爪甲如韭叶。

其支者，下膝三寸而别，以下入中趾外间。

此支自膝下三寸，循三里穴之外别行而下，入中趾外间，与前之内庭、厉兑合也。

其支者，别跗上，入大趾间，出其端。

此支自跗上冲阳穴，别行入大趾间，斜出足厥阴行间穴之外，循大趾下出其端，以交于足太阴。

是动则病，洒洒然振寒，善伸，数欠，颜黑，病至则恶人与火，闻木音则惕然而惊，心欲动，独闭户牖而处，甚则欲上高而歌，弃衣而走，贲响腹胀，是谓骭厥。是主血所生病者，狂、疟、温淫，汗出，鼽衄，口㖞，唇疹，颈肿，喉痹，大腹水肿，膝膑肿痛，循膺、乳、气街、股、伏兔、胻外廉、足跗上皆痛，中指不用。气盛则身以前皆热，其有余于胃，则消谷善饥，溺色黄。气不足，则身以前皆寒栗；胃中寒，则胀满。盛者，人迎大三倍于寸口；虚者，人迎反小于寸口也。

足太阴脾经穴歌

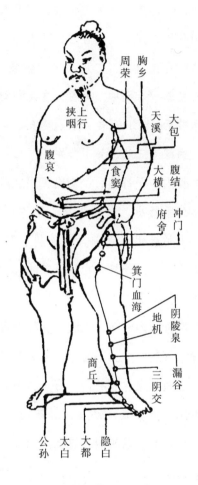

胸乡
周荣
挟上咽行
腹哀
天溪
大包
大横
食窦
腹结
冲门
府舍
箕门血海
阴陵泉
地机
漏谷
商丘
三阴交
公孙 太白 大都 隐白

足太阴脾经之图

二十一穴太阴脾，隐白大都太白抵，公孙商丘三阴交，漏谷地机阴陵坳，血海箕门冲门开，府舍腹结大横排，腹哀食窦连天溪，胸乡周荣大包随。

足太阴脾之经。凡二十一穴，左右共四十二穴。是经多气少血。

脾广三寸，长五寸，掩乎太仓，附著于脊之第十一椎。

足太阴之脉，起于大趾之端，循趾内侧白肉际，过覈骨后，上内踝前廉。

覈骨，一作核骨，俗云孤拐骨是也。足跟后两旁起骨为踝骨。足太阴起大趾之端隐白穴，受足阳明之交也。由是循大趾内侧白肉际大都穴，过核骨后，历太白、公孙、商丘，上内踝前廉之三阴交也。隐白，在足大趾内侧端，去爪甲角如韭叶。大都，在足大趾本节后陷中。太白，在足内侧核骨下陷中。公孙，在足大趾本节后一寸，别走阳明。商丘，在足内踝下微前陷中。三阴交，在内踝上三寸，骨下陷中。

上腨内，循骨胻后，交出厥阴之前。

腨，腓肠也。由三阴交上腨内，循胻骨后之漏谷，上行二寸，交出足厥阴经之前，至地机、阴陵泉。漏谷，在内踝上六寸，骨下陷中。地机，在膝下五寸。阴陵泉，在膝下内侧，辅骨下陷中，伸足取之。

上循膝股内前廉，入腹，属脾络胃。

髀内为股。脐上下为腹。自阴陵泉上循膝股内前廉之血海、箕门，迤逦入腹，经冲门、府舍，会中极、关元，复循腹结、大横会下脘，历腹哀，过日月、期门之分，循本经之里，下至中脘、下脘之际，以属脾络胃也。血海，在膝膑上内廉白肉际二寸中。箕门，在鱼腹上越筋间，阴股内动脉中。冲门，上去大横五寸，在府舍下横骨端约中动脉。府舍，在腹结下三寸。中极、关元，并见任脉，皆足三阴、任脉之会。腹结，在大横下一寸三分。大横，在腹哀下三寸五分，直脐旁。下脘，见任脉，足太阴、任脉之会。腹哀，在日月下一寸五分。日月，见足少阳经，足太阴、少阳、阳维之会。期门，见足厥阴经，足太阴、厥阴、阴维之会也。冲门、府舍、腹结、大横、腹哀，去腹中行各四寸半。

上膈，挟咽，连舌本，散舌下。

咽，所以咽物者，居喉之前，至胃长一尺六寸，为胃系也。舌本，舌根也。由腹哀上膈，循食窦、天溪、胸乡、周荣，由周荣外，曲折向下至大包。又自大包外，曲折向上，会中府上行，行人迎之里，挟咽，连舌本，散舌下而终焉。食窦，在天溪下一寸六分，举臂取之。天溪，在胸乡下一寸六分，仰而取之。胸乡，在周荣穴下一寸六分陷中，仰而取之。周荣，在中府下一寸六分陷中，仰而取之。大包，在渊腋下三寸。渊腋见足少阳。中府，见手太阴经，足太阴之会也。人迎，见足阳明经。

其支别者，复从胃别上膈，注心中。

此支由腹哀别行，再从胃部中脘穴之外上膈，注于膻中之里心之分，以交于手少阴。中脘、膻中，并任脉穴。

是动则病，舌本强，食则呕，胃脘痛，腹胀，善噫，得后与气则快然如衰，身体皆重。是主脾所生病者，舌本痛，体不能动摇，食不下，烦心，心下急痛，寒疟，溏，瘕泄，水闭，黄疸，不能卧，强立股膝内肿，厥，足大指不用❶。盛者，寸口大三倍于人迎；虚者，寸口反小于人迎也。

---

❶ 不用：明抄本此后有"为此诸病，盛则泻之，虚则补之，热则疾之，寒则留之，陷下则灸之，不盛不虚，以经取之"三十三字。

手少阴心经穴歌

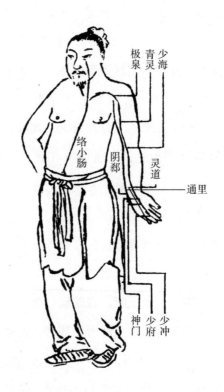

手少阴心经之图

九穴元依❶手少阴，极泉青灵少海深，灵道通里阴郄邃，神门少府少冲寻。

手少阴，心之经。凡九穴，左右共十八穴。是经多气少血。

心形如未敷❷莲花，居肺下膈上，附著于脊之第五椎。

手少阴之脉，起于心中，出属心系，下膈络小肠。

心系有二：一则上与肺相通，而入肺两大叶间；一则由肺叶

---

❶ 元依：原无，据明抄本补，承本作"心经"。

❷ 敷：明抄本作"放"，义胜。

而下，曲折向后，并脊膂，细络相连，贯脊髓，与肾相通，正当七节之间。盖五脏系皆通于心，而心通五脏系也。手少阴经起于心，循任脉之外属心系，下膈，当脐上二寸之分，络小肠。

其支者，从心系，上挟咽，系目❶。

支者，从心系出任脉之外，上行而挟咽系目也。

其直者，复从心系，却上肺，出腋下。

直者，复从心系，直上至肺脏之分，出循腋下，抵极泉也。穴在臂内腋下筋间，动脉入胸。

下循臑内后廉，行太阴、心主之后，下肘内廉。

自极泉下循臑内后廉，行太阴、心主两经之后，历青灵穴，下肘内廉，抵少海。青灵，在肘上三寸，举臂取之。少海，在肘内大骨外，去肘端五分。

循臂内后廉，抵掌后锐骨之端，入掌内廉❷，循小指之内，出其端。

腕下踝为锐骨。自少海而下循臂内后廉，历灵道、通里，至掌后锐骨之端，经阴郄、神门，入掌内廉。至少府，循小指端之少冲而终，以交于手太阳也。心为君主之官，示尊于他脏，故其交经授受，不假于支别云。灵道，在掌后一寸五分。通里，在腕后一寸陷中。阴郄，在掌后脉中，去腕五分。神门，在掌后锐骨之端陷者中。少府，在手小指本节后陷中，直劳宫。少冲，在手小指内廉端，去爪甲如韭叶。

是动则病，嗌干，心痛，渴而欲饮，是为臂厥。是主心所生病者，目黄，胁痛，臑臂内后廉痛，厥，掌中热痛。盛者，寸口大再倍于人迎；虚者，寸口反小于人迎也。

---

❶ 系目：《灵枢·经脉》、明抄本此后有"系"字。
❷ 内廉：《灵枢·经脉》作"内后廉"。

手太阳小肠经穴歌

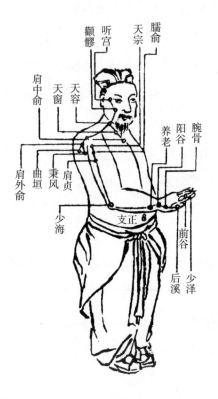

手太阳小肠经之图

手太阳穴一十九，少泽前谷后溪偶，腕骨阳谷可养老❶，支正小海肩贞走，臑俞天宗及秉风，曲垣肩外复肩中，天窗天容上颧髎，却入耳中循听宫。

手太阳小肠之经。凡十九穴，左右共三十八穴。是经多血少❷气。

小肠长三丈二尺，左回叠积十六曲。胃之下口，小肠上口也，在脐上二寸，水谷于是入焉。复下一寸，为水分穴，则小肠

---

❶ 可养老：明抄本作"养老连"。
❷ 少：原作"多"，据《灵枢·九针论》、明抄本改。

下口也。至是而泌别清浊，水液入膀胱，滓秽入大肠。

手太阳之脉，起于小指之端，循手外侧上腕，出踝中。

臂骨尽处为腕，腕下锐骨为踝。本经起小指端少泽穴，由是循手外侧之前谷、后溪上腕，出踝中，历腕骨、阳谷、养老穴也。少泽，在手小指外侧端，去爪甲角一分陷中。前谷，在手小指外侧，本节前陷中。后溪，在手小指外侧，本节后陷中。腕骨，在手外侧腕前，起骨下陷中。阳谷，在手外侧腕中，锐骨下陷中。养老，在手踝骨上一空，在腕后一寸陷中。

直上循臂骨下廉，出肘内侧两筋之间，上循臑外后廉❶，出肩解，绕肩胛，交肩上。

脊两旁为膂。膂上两角为肩解。肩解下成片骨为肩胛，一名膊。自养老穴直上，循臂骨下廉支正穴，出肘内侧两骨之间，历小海穴，上循臑外后廉。行手阳明、少阳之外上肩，循肩贞、臑俞、天宗、秉风、曲垣、肩外俞、肩中俞诸穴，乃上会大椎，因左右相交于两肩之上。支正，在腕后五寸。小海，在肘内大骨外，去肘端五分陷中。肩贞，在肩曲胛下，两骨解间，肩髃后陷中。臑俞，在挟肩手少阳穴后大骨下，胛上廉陷中。天宗，在秉风后大骨下陷中。秉风，在天髎外肩上小髃后，举臂有空。曲垣，在肩中央曲胛陷中，按之应手痛。肩外俞，在肩胛上廉，去脊三寸陷中。肩中俞，在肩胛内廉，去脊二寸陷中。大椎，见督脉，手足三阳、督脉之会。

入缺盆络心，循咽下膈，抵胃属小肠。

自交肩上入缺盆，循肩向腋下行，当膻中之分络心，循胃系

---

❶ 出肘内两筋之间，上循臑外后廉：原无，据《灵枢·经脉》、明抄本补。

下膈，过上脘、中脘，抵胃下，行任脉之外，当脐上二寸之分属小肠。膻中、上脘、中脘，并见任脉会穴也。

其支者，别从缺盆循颈上颊，至目锐眦，却入耳中。

目外角为锐眦。支者，别从缺盆，循颈之天窗、天容上颊，抵颧，上至目锐眦，过瞳子髎，却入耳中，循听宫而终也。天窗，在颈大筋前曲颊下，扶突后，动脉应手陷中。天容，在耳曲颊后。颧，在面频骨下廉，锐骨端陷中。瞳子髎，足少阳经穴。听宫，在耳中珠子，大如赤小豆。

其支者，别颊上䪼，抵鼻，至目内眦❶。

目下为䪼，目大角为内眦。其支者，别循颊上䪼，抵鼻，至目内眦晴明穴，以交于足太阳也。晴明，足太阳经穴。

是动则病嗌痛，颔肿，不可回顾，肩似拔，臑似折。是主液所生病者，耳聋，目黄，颊肿，颈颔肩臑肘臂外后廉痛。盛者，人迎大再倍于寸口；虚者，人迎反小于寸口也。

---

❶ 眦：明抄本此后尚有"斜终于颧"四字。

足太阳膀胱经穴歌

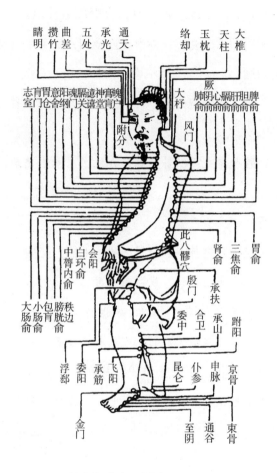

睛 攒 曲 五 承 通　　络 玉 天 大
明 竹 差 处 光 天　　却 枕 柱 椎

志 肓 胃 意 阳 魂 膈 谚 神 肓 魄　　大　厥　肺 阴 心 膈 肝 胆 脾
室 门 仓 舍 纲 门 关 谚 堂 肓 户　　杼　阴　俞 俞 俞 俞 俞 俞 俞

附分

风门

此八髎穴　肾 三　胃
　　　　俞 焦　俞
会阳　　　　　俞
白环俞
中膂内俞

殷门
承扶
合卫
委中　承山
　　　　　　　跗阳

大 小 包 膀 秩
肠 肠 肓 胱 边
俞 俞 　 俞

浮 委 承 飞　昆 仆 申 京
郄 阳 筋 阳　仑 参 脉 骨

金门　　　　至 通 束
　　　　　　阴 谷 骨

足太阳膀胱经之图

足太阳穴[1]六十三，睛明攒竹曲差参，五处承光上通天[2]，络却玉枕天柱崂，大杼风门引肺俞，厥阴心俞膈俞注，肝俞胆俞脾俞同，胃俞三焦肾俞中，大肠小肠膀胱俞，中膂白环两俞输，

---

[1] 穴：原无，据明抄本补。

[2] 上通天：明抄本作"通天上"。

自从大杼至白环，相去脊中三寸间，上髎次髎中复下，会阳承扶殷门亚，浮郄委阳委中魋，膊内挟脊附分当，太阳行背第三行，魄户膏肓与神堂，譩譆膈关魂门旁，阳纲意舍仍胃仓，肓门志室胞之肓，二十椎下秩边藏，合腘以下合阳是，承筋承山居其次，飞阳跗阳泊昆仑，仆参申脉连金门，京骨束骨又通谷，小指外侧至阴续。

足太阳膀胱之经。凡六十三穴，左右共一百二十六穴。是经多血少气。

膀胱重九两二铢，纵广九寸，居肾下之前，大肠之侧，当脐上一寸水分穴之处。小肠下口，乃膀胱上际也，水液由是渗入焉。

足太阳之脉，起于目内眦，上额，交巅上❶。

目大角为内眦，发际前为额，脑上为巅。巅，顶也。足太阳起目内眦睛明穴，上额，循攒竹，过神庭，历曲差、五处、承光、通天，自通天斜行，左右相交于巅上之百会也。睛明，在目内眦。攒竹，在眉头陷中。神庭，见督脉，足太阳、督脉之会也。曲差，在神庭旁一寸五分，入发际。五处，挟上星旁一寸五分。承光，在五处后一寸五分。通天，在承光后一寸五分。百会，见督脉，足太阳、督脉之交会也。

其支别❷者，从巅至耳上角。

支别者，从巅之百会，抵耳上角，过率谷、浮白、窍阴穴，所以散养于经脉也。率谷、浮白、窍阴三穴，见足少阳经，足太阳、少阳之会也。

---

❶ 上：《灵枢·经脉》无"上"字。
❷ 别：《灵枢·经脉》无"别"字。

其直行者，从巅入络脑，还出别下项。

脑，头髓也。颈上为脑，脑后为项。此直行者，由通天穴后，循络却、玉枕，入络脑。复出下项，抵天柱也。络却，在通天后一寸五分。玉枕，在络却后一寸五分，挟脑户旁一寸三❶分，枕骨上，入发际三寸。脑户，督脉穴，足太阳、督脉之会。天柱，在颈大筋外廉，挟项，发际陷中。

循肩膊内，挟脊抵腰中，入循膂，络肾，属膀胱。

肩后之下为肩膊，椎骨为脊，尻上横骨为腰，挟脊为膂。自天柱而下，过大椎、陶道，却循肩膊内，挟脊两旁下行，历大杼、风门、肺俞、厥阴俞、心俞、膈俞、肝俞、胆俞、脾俞、胃俞、三焦俞、肾俞、大肠俞、小肠俞、膀胱俞、中膂内俞、白环俞，由是抵腰中，入循膂，络肾，下属膀胱也。大椎，见督脉，手足三阳、督脉之会。陶道，见督脉，足太阳、督脉之会。大杼，在项后第一椎下。风门，在第二椎下。肺俞，在第三椎下。厥阴俞，在第四椎下。心俞，在第五椎下。膈俞，在第七椎下。肝俞，在第九椎下。胆俞，在第十椎下，正坐取之。脾俞，在第十一椎下。胃俞，在第十二椎下。三焦俞，在第十三椎下。肾俞，在第十四椎下，与脐平。大肠俞，在第十六椎下。小肠俞，在第十八椎下。膀胱俞，在第十九椎下。中膂内俞，在第二十椎下，挟脊起肉。白环俞，在第二十一椎下，伏而取之。自大杼至白环俞诸穴，并背部第二行，相去脊中各一寸五分。

其支别者，从腰中下❷贯臀，入腘中。

臀，尻也。挟腰髋骨两旁为机，机后为臀。腓肠上，膝后曲

---

❶　三：明抄本作"五"。

❷　下：《灵枢·经脉》、明抄本此下有"挟脊"二字。

处为胭。其支别者，从腰中循腰髁，下挟脊，历上髎、次髎、中髎、下髎。按：腰髁即腰监骨，人脊椎有二十一节，自十六椎节而下为腰监骨，挟脊附著之处。其十七至二十凡四椎，为腰监骨所拼附，而八穴则挟脊第一、二空云云也，会阳在尾骶骨两旁，则二十一椎乃复见而终焉。又按：督脉当脊中起于长强，在二十一椎下，等而上之，至第十六椎下为阳关穴，其二十椎至十七椎皆无穴，乃知为腰监骨所拼明矣。会阳下贯臀，至承扶、殷门、浮郄、委阳，入胭中之委中穴也。上髎，在第一空，腰髁下一寸，挟脊陷中。次髎，在第二空，挟脊陷中。中髎，在第三空，挟脊陷中。下髎，在第四空，挟脊陷中。会阳，在尾髎骨两旁。承扶，在尻臀下，股阴上纹中。殷门，在肉郄下六寸。浮郄，在委阳上一寸，展膝得之。委阳，在承扶下六寸，屈身取之，足太阳之后，出于胭中外廉两筋间。委中，在胭中央约纹中动脉。

其支别者，从膊内左右别下，贯胛，挟脊内，过髀枢。

脊内曰胛，夹脊肉也。其支者，为挟脊两旁第三行，相去各三寸之诸穴。自天柱而下，从膊内左右别行，下贯胛脊，历附分、魄户、膏肓、神堂、膈关、魂门、阳纲、意舍、胃仓、肓门、志室、胞肓、秩边，下历尻臀，过髀枢也。股外为髀，楗❶骨之下为髀枢。附分，在第二椎下，附项内廉。魄户，在第三椎下。膏肓，在第四椎下，近五椎上，取穴时令人正坐，曲脊伸两手，以臂著膝前令端直，手大指与膝头齐，以物支肘，勿令臂动摇。神堂，在第五椎下。谚谐，在肩膊内廉，挟第六椎下。膈关，在第七椎下，正坐阔肩❷取之。魂门，在第九椎下。阳纲，

---

❶ 楗：原为"捷"，据医理改。
❷ 阔肩：明抄本、承本均作"开肩"。

在第十椎下。意舍，在第十一椎下。胃仓，在第十二椎下。肓门，在第十三椎下叉肋间。志室，在第十四椎下，并正坐而取之。胞肓，在第十九椎下。秩边，在第二十椎下，并伏而取之。

循髀外后廉，下合腘中，以下贯腨内，出外踝之后，循京骨，至小趾外侧端。

腨，腓肠也。循髀外后廉、髀枢之里，承扶之外一寸五分之间而下，与前之入腘中者相合，下行循合阳穴，下贯内，历承筋、承山、飞扬、跗阳，出外踝后之昆仑、仆参、申脉、金门，循京骨、束骨、通谷，至小趾外侧端之至阴穴，以交于足太阴❶也。合阳，在膝约纹中央下三寸。承筋，在肠中央陷中。承山，在肠下分肉间。飞扬，在足外上七寸。跗阳，在足外上三寸。昆仑，在外踝后跟骨上陷中。仆参，在跟骨下陷中，拱足得之。申脉，在外踝下陷中，容爪甲白肉际。金门，在足外踝下。京骨，在足外侧大骨下，赤白肉际陷中。束骨，在足小趾外侧，本节后陷中。通谷，在足小趾外侧，本节前陷中。至阴，在足小趾外侧，去爪甲角如韭叶。

是动则病，冲头痛，目似脱，项似拔，脊痛，腰似折，髀不可以曲，腘如结，腨如裂，是谓踝厥。是主筋所生病者，痔，疟，狂，癫疾，头囟顶❷痛，目黄，泪出，鼽衄，项背、腰尻、腘、腨、脚皆痛，小趾不用。盛者，人迎大再倍于寸口；虚者，人迎反小于寸口也。

---

❶ 足太阴：明抄本、承本均作"足少阴"。
❷ 顶：《灵枢·经脉》、明抄本作"项"。

足少阴肾经穴歌

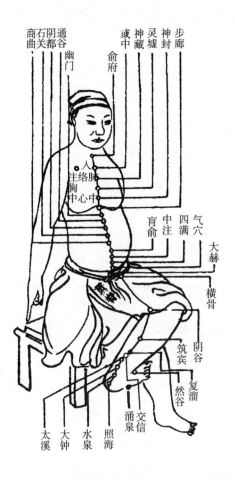

足少阴肾经之图

足少阴穴二十七[1]，涌泉然谷太溪溢，大钟照海通水泉，复溜交信筑宾连，阴谷横骨至大赫，气穴四满中注立，肓俞商曲石关蹲，阴都通谷幽门僻，步廊神封灵墟位，神藏或中俞府既。

---

[1] 穴二十七：原无"穴"字，据明抄本补。

足少阴肾之经。凡二十七穴，左右共五十四穴。是经多气少血。

肾有两枚，状如石卵，色黑紫，当胃下两旁，入脊膂附脊之第十四椎，前后与脐平直。

足少阴之脉，起于小趾之下，斜趋足心。

趋，向也。足少阴起小趾之下，斜向足心之涌泉穴，在足心陷中，屈足卷指宛宛中。

出然谷之下，循内踝之后，别入跟中，上腨内，出腘内廉。

跟，足跟也。由涌泉转出足内踝然谷穴，上循内踝后太溪穴，别入跟中之大钟、照海、水泉，乃折自大钟之外，上循内踝，行厥阴太阴之后，经复溜、交信，过三阴交，上腨内，循筑宾，出腘内廉，抵阴谷也。然谷，在足内踝前大骨下陷中。太溪，在足内踝后跟骨上，动脉陷中。大钟，在足跟后踵中。照海，在足内踝下。水泉，在太溪下一寸内踝下。复溜，在足内踝上二寸动脉陷中。交信，在足内踝上二寸，少阴前、太阴后。三阴交穴，见足太阴，足三阴之交会也。筑宾，在足内踝上腨分中。阴谷，在膝内辅骨后，大筋下，小筋上，按之应手，屈膝乃得之。

上股内后廉，贯脊属肾，络膀胱。

由阴谷上股内后廉，贯脊会于脊之长强穴，还出于前，循横骨、大赫、气穴、四满、中注、肓俞，当肓俞之所，脐之左右属肾，下脐，上过关元、中极而络膀胱也。长强，见督脉，足少阴、少阳所结会，督脉别络也。横骨，在大赫下一寸，肓俞下五寸。《千金》云，在阴上横骨中，宛曲如却月中央是。大赫，在气穴下一寸。气穴，在四满下一寸。四满，在中注下一寸，气海旁一寸。中注，在肓俞下一寸。肓俞，在商曲下一寸，去脐旁五分。

自横骨至肓俞，考之《资生经》，云❶中行各一寸半。关元、中极，并任脉穴，足三阴、任脉之会。

其直者，从肾上贯肝膈，入肺中，循喉咙，挟舌本。

其直行者，从肓俞属肾处上行，循商曲、石关、阴都、通谷诸穴，贯肝上，循幽门上膈，历步廊，入肺中，循神封、灵墟、神藏、或中、俞府，而上循喉咙，并人迎，挟舌本而终也。商曲，在石关下一寸。石关，在阴都下一寸。阴都，在通谷下一寸。通谷，在幽门下一寸。幽门，挟巨阙旁各五分。商曲至通谷，去腹中行各五分。步廊，在神封下一寸六分陷中。神封，在灵墟下一寸六分陷中。灵墟，在神藏下一寸六分陷中。神藏，在或中下一寸六分陷中。或中，在俞府下一寸六分陷中。俞府，在巨骨下，璇玑旁二寸陷中。自步廊至或中，去胸中行各六❷寸，并仰而取之。人迎穴，见足阳明经。

其支者，从肺出，络心，注胸中。

两乳间为胸中。支者，自神藏别出绕心，注胸之膻中，以交于手厥阴也。

是动则病，饥不欲食，面黑如地色，咳唾则有血，喝喝而喘，坐而欲起，目肮肮如无所见，心如悬，病❸饥状，气不足则善恐，心惕惕如人将捕之，是谓骨厥。是主肾所生病者，口热，舌干，咽肿，上气、嗌干及痛，烦心，心痛，黄疸，肠癖，脊臀股内后廉痛，痿，厥，嗜卧，足心热而痛❹。盛者，寸口大再倍于人迎；虚者，寸口反小于人迎也。

---

❶ 云：明抄本此后有"去"字，承本有"去"字，无"云"字。

❷ 六：明抄本、承本均作"二"。

❸ 病：《灵枢·经脉》、明抄本均作"若"。

❹ 痛：明抄本此后有"为此诸病，盛则泻之，虚则补之，热则疾之，寒则留之，陷下则灸之，不盛不虚，以经取之，灸则强实生肉，缓带披发，大杖重履而步"四十九字。

手厥阴心包经穴歌

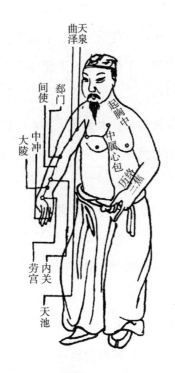

手厥阴心包经之图

九穴心包❶手厥阴，天池天泉曲泽深，郄门间使内关对，大陵劳宫中冲备。

手厥阴心包之经。凡九穴，左右共十八穴。是经多血少气。

心包，一名手心主，以脏象校之，在心下横膜之上，竖膜之下，与横膜相粘，而黄脂漫裹者，心也，其漫脂之外，有细筋膜如丝，与心肺相连者，心包也。或问：手厥阴经，曰心主，又曰心包络，何也？曰：君火以名，相火以位，手厥阴代君火行事，

---

❶ 心包：原无，据明抄本补。

以用而言，故曰手心主，以经而言，则曰心包络。一经而二名，实相火也。

手厥阴之脉，起于胸中，出属心包，下膈，历络三焦。

手厥阴，受足少阴之交，起于胸中，出属心包，由是下膈，历络于三焦之上脘、中脘及脐下一寸，下焦之分也。

其支者，循胸出胁，下腋三寸，上抵腋下，下循臑内，行太阴、少阴之间，入肘中。

胁上际为腋。自属心包，上循胸出胁，下腋三寸天池穴，上行抵腋下，下循臑内之天泉穴，以介乎太阴、少阴两经之中间，入肘中之曲泽也。天池，在腋下三寸，乳后一寸，著胁直腋撅肋间。天泉，在曲腋下，去臂二寸，举臂取之。曲泽，在肘内廉下陷中，屈肘得之。

下臂行两筋之间，入掌中，循中指，出其端。

由肘中下臂，行臂两筋之间，循郄门、间使、内关、大陵，入掌中劳宫穴，循中指，出其端之中冲云。郄门，在掌后，去腕五寸。间使，在掌后三寸，两筋间陷中。内关，在掌后，去腕二寸。大陵，在掌后，两筋间陷中。劳宫，在掌中央，屈无名指取之。《资生经》云屈中指。以今观之，莫若屈中指、无名指两者之间取之为允。中冲，在手中指端，去爪甲如韭叶陷中。

其支别者，从掌中，循小指次指出其端。

小指次指，无名指也，自小指逆数之，则为次指云。支别者，自掌中劳宫穴别行，循小指次指出其端，而交于手少阳也。

是动则病，手心热，臂肘挛急，腋肿，甚则胸胁支满，心中澹澹大动，面赤，目黄，喜笑不休。是主脉所生病者，烦心，心痛，掌中热。盛者，寸口大一倍于人迎；虚者，寸口反小于人迎也。

手少阳三焦经穴歌

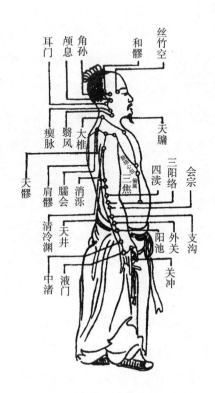

丝竹空　和髎　角孙　颅息　耳门

天髎

三阳络　四渎　会宗

瘛脉　翳风　大椎　天髎

支沟　外关　阳池

关冲　液门

中渚　天井　清冷渊

消泺　臑会　肩髎

手少阳三焦经之图

二十三穴手少阳，关冲液门中渚傍，阳池外关支沟会，会宗
三阳四渎配，天井合去[1]清冷渊，消泺臑会肩髎偏，天髎天牖同
翳风，瘛脉颅息角孙通，耳门和髎丝竹空。

手少阳三焦之经。凡二十三穴，左右共四十六穴。是经多气少血。

三焦者，水谷之道路，气之所终始也。上焦在心下下膈，在
胃上口，其治在膻中，直两乳间陷者中；中焦在胃中脘，当脐上
四寸，不上不下，其治在脐旁；下焦当膀胱上口，其治在脐下

---

[1]　去：明抄本作"连"。

一寸。

手少阳之脉，起于小指次指之端，上出次指之间❶，循手表腕，出臂外两骨之间，上贯肘。

臂骨尽处为腕，臑尽处为肘。手少阳起小指次指端关冲穴，上出次指之间，历液门、中渚，循手表腕之阳池出臂外两骨之间，循外关、支沟、会宗、三❷阳络、四渎，乃上贯肘，抵天井穴也。关冲，在手小指次指之端，去爪甲如韭叶。液门，在手小指次指间陷中。中渚，在手小指次指本节后间陷中。阳池，在手表腕上陷中。外关，在腕后二寸陷中，别走手心主。支沟，在腕后三寸，两骨间陷中。会宗，在腕后三寸，空中一寸。三阳络，在臂上大交脉，支沟上一寸。四渎，在肘前五寸，外廉陷中。天井，在肘外大骨后上一寸，两筋间陷中，屈肘得之。甄权云：曲肘后一寸，叉手按膝头取之，两筋骨罅。

循臑外上肩，交出足少阳之后，入缺盆。交❸膻中，散络心包，下膈，偏❹属三焦。

肩肘之间，膊下对腋处为臑。从天井上行，循臂臑之外，历清冷渊、消泺，行手太阳之里、阳明之外，上肩，循臑会、肩髎、天髎，交出足少阳之后，过秉风、肩井，下入缺盆，复由足阳明之外而交会于膻中，散布络绕于心包，乃下膈，当胃上口以属上焦，于中脘以属中焦，于阴交以属下焦也。清冷渊，在肘上二寸，伸肘举臂取之。消泺，在肩下臂外间，腋斜肘分下行。臑❺会，在肩前廉，去肩头三寸。肩髎，在肩端臑上，举臂取之。

---

❶ 次指之间：《灵枢·经脉》作"两指之间"。
❷ 三：原作"二"，今据明抄本、东溪堂本改。
❸ 交：《灵枢·经脉》、明抄本均作"布"，义胜。
❹ 偏：《灵枢·经脉》、明抄本均作"循"，义胜。
❺ 臑：原作"脑"，今据明抄本及本经穴名改。

天髎，在肩，缺盆中上毖骨之际陷中。秉风，见手太阳经，手足少阳、手太阳、阳明之会。肩井，见足少阳经，手足少阳、阳维之会。缺盆，足阳明经穴。膻中，见任脉，心包相火用事之分也。中脘、阴交，见任脉，三焦之募，任脉气所发也。

其支者，从膻中，上出缺盆，上项，挟耳后直上，出耳上角，以屈下颊至䪼。

脑户后为项。目下为䪼。其支者，从膻中而上出缺盆之外，上项过大椎，循天牖，上挟耳后，经翳风、瘈脉、颅息，直上出耳上角，至角孙，过悬厘、颔厌，及过阳白、睛明，屈曲下颊至䪼，会颧髎之分也。大椎，见督脉，手足三阳、督脉之会。天牖，在颈大筋外，缺盆上，天窗后天窗后，《资生经》作天容后，天柱前，完骨下，发际上。悬厘、颔厌，见足少阳经，手足阳明、少阳之交会也。翳风，在耳后尖角陷中，按之引耳中痛。瘈脉，在耳本后鸡足青脉中。颅息，在耳后青脉中。角孙，在耳廓中间上，开口有空。阳白，见足少阳经，手足阳明、少阳之会。睛明，见足太阳经。颧髎，见手太阳经，手少阳、太阳之会也。

其支者，从耳后入耳中，却出❶至目锐眦。

此支从耳后翳风穴，入耳中，过听宫，历耳门、和髎，却出至目锐眦，会瞳子髎，循丝竹空而交于足少阳也。听宫，见手太阳经，手足少阳、手太阳三脉之会。耳门，在耳前起肉，当耳缺中。和髎在耳前锐发下横动脉。瞳子髎，见足少阳经，手太阳、手足少阳之会。丝竹空，在眉后陷中。

是动则病，耳聋浑浑焞焞，嗌肿，喉痹。是主气所生病者，汗出，目锐眦痛，颊痛，耳后、肩、臑、肘、臂外皆痛，小指次指不用。盛者，人迎大一倍于寸口；虚者，人迎反小于寸口也。

---

❶　却出：《灵枢·经脉》、明抄本均作"出走耳前，过客主人前，交颊。"

足少阳胆经穴歌

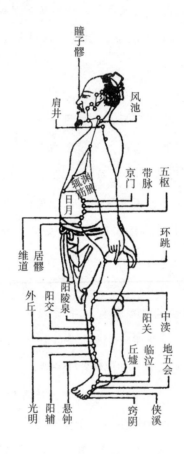

足少阳胆经之图

少阳足经瞳子髎，四十三穴行迢迢。听会客主颔厌集，悬颅
悬厘曲鬓翘，率谷天冲浮白次，窍阴完骨本神企，阳白临泣开目
窗，正营承灵及脑空，风池肩井渊腋长，辄筋日月京门当，带脉
五枢维道续，居髎环跳下中渎，阳关阳陵复阳交，外丘光明阳辅
高，悬钟丘墟足临泣，地五侠溪窍阴毕。

此经，头部自瞳子髎至风池，凡二十❶穴，作三折，向外而行。始瞳子髎，至完骨是一折；又自完骨外折，上至阳白，会睛明是一折；又自睛明上行，循临泣、风池是一折。缘其穴曲折外，多难为科牵。故此作一至二十，次第以该之。一瞳子髎，二听会，三客主人，四颔厌，五悬颅，六悬厘，七曲鬓，八率谷，九天冲，十浮白，十一窍阴，十二完骨，十三本神，十四阳白，十五临泣，十六目窗，十七正营，十八承灵，十九脑空，二十风池。

足少阳胆之经。凡四十三穴，左右共八十六穴。是经多气少血。

胆在肝之短叶间，重二两三铢，包精汁三合。

足少阳之脉，起于目锐眦，上抵头❷角，下耳后。

足少阳经，起目锐眦之瞳子髎，于是循听宫会客主人，上抵头角，循颔厌，下悬颅、悬厘，由悬厘外循耳上发际，至曲鬓、率谷。由率谷外折，下耳后，循天冲、浮白、窍阴、完骨，又自完骨外折，上过角孙，循本神，过曲差，下至阳白会睛明，复从睛明上行，循临泣、目窗、正营、承灵、脑空、风池云。瞳子髎，在目外眦五分。听会，在耳前陷中，上关下一寸动脉宛宛，张口得之。客主人，在耳前起骨上廉，开口有空，动脉宛宛中。颔厌，在曲周❸下颞颥一名脑空上廉。悬颅，在曲周上颞颥中。悬厘，在曲周上颞颥下廉。曲鬓，在耳上发际，曲隅陷中，鼓颔有孔。率谷，在耳上如前三分，入发际一寸五分，陷者宛宛中。天冲，在耳后发际二寸耳上，如前三分。浮白，在耳后入发际一寸。窍阴，在完骨上、枕骨下，摇动有空。完骨，在耳后入发际

---

❶ 二十：明抄本作"三寸"。

❷ 头：原无，今据《灵枢·经脉》及明抄本补。

❸ 曲周：明抄本作"曲角"，下同。

四分。角孙，见手少阳经，手足少阳之会。本神，在曲差旁一寸五分，入发际四分。曲差，见足太阳经。阳白，在眉上一寸，直瞳子。睛明，见足太阳经，手足太阳、少阳、足阳明五脉之会。临泣，在目上直入发际五分陷中。目窗，在临泣后一寸。正营，在目窗后一寸。承灵，在正营后一寸五分。脑空，在承灵后一寸五分，挟玉枕骨下陷中。风池，在颞颥后发际陷中。

循颈行手少阳之前，至肩上，却交出手❶少阳之后，入缺盆。

自风池循颈，过天牖穴，行手少阳脉之前，下至肩，上循肩井，却左右相交，出手少阳之后，过大椎、大杼、秉风，当秉风前，入缺盆之外。天牖，见手少阳经。肩井，在肩上陷中，缺盆上大骨前一寸半，以三指按取之，当中指下陷中者是。大椎，见督脉，手足三阳、督脉之会。大杼，见足太阳经，足太阳、少阳之会。秉风，见手太阳经，手太阳、阳明、手足少阳之会。缺盆，见足阳明经。

其支者，从耳后，入耳中，出走耳前，至目锐眦后。

其支者，从耳后颞颥间，过翳风之分，入耳中，过听宫，出走耳前，复自听会至目锐眦，瞳子髎之分也。翳风，见手少阳经，手足少阳之会。听宫，见手太阳经，手足少阳、太阳三脉之会，听会、瞳子髎，见前。

其支者，别目锐眦，下大迎，合手少阳抵于颇，下加颊车，下颈合缺盆，下胸中，贯膈，络肝，属胆。

其支者，别自目外瞳子髎而下大迎，合手少阳于颇，当颧髎穴之分，下临颊车，下颈，循本经之前，与前之入缺盆者相合，下胸中天池之外，贯膈，即期门之所络肝。下至日月之分，属于

---

❶ 手：原无，据明抄本补。

胆也。大迎，见足阳明经。颧髎、颊车，手太阳穴。天池，手心主穴，手厥阴、足少阳之会。期门，足厥阴穴。日月，见下文，胆之募也。

循胁里，出气冲❶，绕毛际，横入髀厌中。

胁，肤也。腋下为胁。曲骨之分为毛际。毛际两旁动脉中为气冲。楗骨之下为髀厌，即髀枢也。自属胆处，循胁内章门之里，出气冲，绕毛际，遂横入髀厌中之环跳也。章门，足厥阴穴，足少阳、厥阴之会。气冲，足阳明穴。环跳，在髀枢中。

其直者，从缺盆下腋，循胸过季胁，下合髀厌中，以下循髀阳，出膝外廉。

胁骨之下为季胁。此直者，从缺盆直下腋，循胸，历渊腋、辄筋、日月穴，过季胁，循京门、带脉、五枢、维道、居髎，入上髎、中髎、长强，而下与前之入髀厌者相合，乃下循髀外，行太阳、阳明之间，历中渎、阳关，出膝外廉，抵阳陵泉也。渊腋，在腋下三寸宛宛中，举臂取之。辄筋，在腋下三寸，复前行一寸，著胁陷中。日月，在期门下五分。京门，在监骨下，腰中挟脊季胁本。带脉，在季胁下一寸八分。五枢，在带脉下三寸❷。维道，在章门下五寸三分。居髎，在章门下八寸三分，监骨上陷中。上髎、中髎，并见足太阳经。上髎为足少阳、太阳之络，中髎则足少阴、少阳所结之会也。长强，见督脉，足少阴、少阳所结之会。中渎，在髀骨外，膝上五寸，分肉间陷中。阳关，在阳陵泉上三寸，犊鼻外陷中。阳陵泉，在膝下一寸，外廉陷中。

下外辅骨之前，直下抵绝骨之端，下出外踝之前，循足跗

---

❶ 冲：明抄本，《灵枢·经脉第十》均作"街"。
❷ 三：明抄本作"二"。《针灸集成》亦云五枢"在带脉直下二寸"，此当为五枢穴定位的另一说。

上，入小趾次趾之间。

腨外为辅骨。外踝以上为绝骨。足面为跗。自阳陵泉下外辅骨前，历阳交、外丘、光明，直下抵绝骨之端，循阳辅、悬钟而下，出外踝之前至丘墟，循足面之临泣、地五会、侠溪，乃上入小趾次趾之间，至窍阴而终也。阳交，在足外踝上七寸，斜属二阳分肉之间。外丘，在足外踝上七寸。光明，在足外踝上五寸。阳辅，在足外踝上四寸，辅骨前，绝骨端，如前三分，去丘墟七寸。悬钟，在足外踝上三寸动脉中。丘墟，在足外踝下，如前去临泣三寸。临泣，在足小趾次趾本节后间陷中，去侠溪一寸半。地五会，在足小趾次指本节后陷中。侠溪，在足小趾次趾歧骨间，本节前陷中。窍阴，在足小趾次趾端，去爪甲如韭叶。

其支者，别跗上，入大趾之间，循❶歧骨内出其端，还贯入爪甲，出三毛。

足大趾本节后为歧骨。大趾爪甲后为三毛。其支者，自足跗上临泣穴，别行入大趾，循歧骨内出大指端，还贯入爪甲，出三毛，交于足厥阴也。

是动则病口苦，善太息，心胁痛不能转侧，甚则面微尘，体无膏泽，足外反热，是谓阳厥。是主骨所生病者，头角颔痛，目锐眦痛，缺盆中肿痛，腋下肿，马刀挟瘿，汗出振寒，疟，胸胁肋髀膝外至胫绝骨外踝前及诸节皆痛，小趾次趾不用。盛者，人迎大一倍于寸口；虚者，人迎反小于寸口也。

窌，《广韵》：力嘲切，深空之貌，即空隙之谓也。江西席横家针灸书中，诸髎字皆作窌。岂髎窌声相近而然？今悉拟改定，虽然，所改有不尽者，亦不必苦求之也。

---

❶ 循：《灵枢·经脉第十》"循"之后有"大指"二字。

足厥阴肝经穴歌

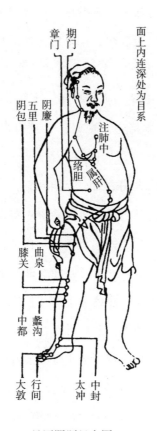

足厥阴肝经之图

　　足厥阴经十三穴，起于大敦行间接，太冲中封注蠡沟，中都膝关曲泉收，阴包走五里，阴廉章门期门启❶。

　　足厥阴肝之经。凡十三穴，左右共二十六穴。是经多血少气。

　　肝之为脏，左三叶，右四叶，凡七叶，其治在左。其脏在右

　　❶　足厥阴经……期门启：明抄本中歌诀与此相校，异文较多，但文句工整，无缺文。内容为："一十三穴足厥阴，大敦行间太冲侵，中封蠡沟中都近，膝关曲泉阴包临，五里相近阴廉上，章门常对期门深。"

胁右肾之前，并胃著脊之第九椎。

足厥阴之脉，起于大趾聚毛之上，循足跗上廉，去内踝一寸。

足大趾爪甲后为三毛，三毛后横纹为聚毛。去，相去也。足厥阴起于大趾聚毛之大敦穴，循足跗上廉，历行间、太冲，抵内踝一寸之中封也。大敦，在足大趾端，去爪甲如韭叶，及三毛中。行间，在足大趾间，动脉应手。太冲，在足大趾本节后二寸，或云一寸半动脉陷中。中封，在足内踝前一寸陷中，仰而取之。

上踝八寸，交出太阴之后，上腘内廉。

自中封上踝，过三阴交，历蠡沟、中都，复上一寸，交出太阴之后，上腘内廉，至膝关、曲泉。三阴交，见足太阴经，足少阴、太阴、厥阴之交会也。蠡沟，在内踝上五寸。中都，在内踝上七寸，胻骨中。膝关，在犊鼻下二寸陷中。曲泉，在膝内辅骨下，大筋上、小筋下陷中，屈膝得之，在膝横纹头是。

循股，入阴中，环阴器，抵小腹，挟胃属肝络胆。

髀内为股。脐下为小腹。由曲泉上行，循股内之阴包、五里、阴廉，遂当冲门、府舍之分，入阴毛中，左右相交，环绕阴器，抵小腹而上会曲骨、中极、关元，复循章门，至期门之所，挟胃属肝，下日月之分，络于胆也。阴包，在膝上四寸，股内廉两筋间。五里，在气冲下三寸阴股中动脉。阴廉，在羊矢下，去气冲二寸动脉中。冲门、府舍，见足太阴。曲骨，见任脉，足厥阴、任脉之会。中极、关元，见任脉，足三阴、任脉之会也。章门，在大横外，直脐季肋端，侧卧屈上足，伸下足，举臂取之。期门，直两乳第二肋端，肝之募也。日月，见足少阳经。

上贯膈，布胁肋，循喉咙之后，上入颃颡，连目系，上出额，与督脉会于巅。

目内连深处为目系。颃颡，咽颡也。自期门上贯膈，行食窦之外、大包之里，散布胁肋，上云门、渊腋之间，人迎之外，循喉咙之后，上入颃颡，行大迎、地仓、四白、阳白之外，连目系，上出额，行临泣之里，与督脉相会于巅顶之百会也。食窦、大包，足太阴经穴。云门，手太阴经穴。渊腋，足少阳经穴。人迎、大迎、地仓、四白，见足阳明。阳白、临泣，见足少阳。百会，见督脉。

其支者，从目系下颊里，环唇内。

前此连目系，上出额。此支从目系下行任脉之外，本经之里，下颊里，交环于口唇之内。

其支者，复从肝，别贯膈，上注肺。

此交经之支，从期门属肝处别贯膈，行食窦之外，本经之里，上注肺中，下行至中焦，挟中脘之分，以交于手太阴也。

是动则病，腰痛不可以俯仰，丈夫㿉疝，妇人小腹肿，甚则嗌干，面尘脱色。是主肝所生病者，胸满，呕逆，洞泄，狐疝，遗溺，癃闭。盛者，寸口大一倍于人迎；虚者，寸口反小于人迎也。

凡此十二经之病，盛则泻之，虚则补之，热则疾之，寒则留之，陷下则灸之，不盛不虚以经取之。

---

❶ 复从：原作"从复"，今据《灵枢·经脉》及明抄本改。

督脉经穴歌

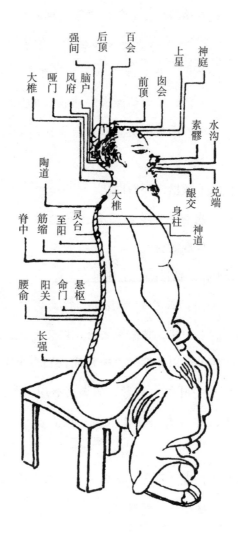

督脉经之图

督脉背中行❶，二十七穴始长强，腰俞阳关命门当，悬枢脊

中走筋缩，至阳灵台神道长，身柱陶道大椎俞，哑门风府连脑户，强间后顶百会前，前顶囟会上星圆，神庭素髎水沟里，兑端龈交斯已矣。

督脉。凡二十七穴。

督之为言都也，行背部之中行，为阳脉之都纲，奇经八脉之一也。

督脉者，起于下极之腧。

下极之腧，两阴之间，屏翳处也。屏翳两筋间为篡，篡内深处为下极，督脉之所始也。

并于脊里，上至风府，入脑上巅，循额至鼻柱，属阳脉之海也。

脊之为骨，凡二十一椎，通项骨三椎，共二十四椎，自屏翳而起，历长强穴，并脊里而上行，循腰俞、阳关、命门、悬枢、脊中、筋缩、至阳、灵台、神道、身柱，过风门，循陶道、大椎、哑门，至风府入脑，循脑户、强间、后顶，上巅，至百会、前顶、囟会、上星、神庭，循额至鼻柱，经素髎、水沟、兑端，至龈交而终焉。云阳脉之海者，以人之脉络，周流于诸阳之分，譬犹水也，而督脉则为之都纲，故曰阳脉之海。屏翳，见任脉，任脉别络，挟督脉、冲脉之会。长强，在脊骶端。腰俞，在第二十一椎节下间。阳关，在第十六椎节下间。命门，在第十四椎节下间。悬枢，在第十三椎节下间。脊中，在第十一椎节下间。筋缩，在第九椎节下间。至阳，在第七椎节下间。灵台，在第六椎节下间。神道，在第五椎节下间。身柱，在第三椎节下间。风门，见足太阳，乃督脉、足太阳之会。陶道，

---

❶ 风府：底本无"风"字，今据明抄本及本经穴位补。

在大椎节下间陷中。自阳关至此诸穴，并俯而取之。大椎，在第一椎上陷中。哑门，在风府后，入发际五分。风府，在项入发际一寸。脑户，在枕骨上，强间后一寸五分。强间，在后顶后一寸五分。后顶，在百会后一寸五分。百会一名三阳五会，在前顶后一寸五分，顶中央旋毛中，直两耳尖，可容豆。前顶，在囟会后一寸五分陷中。囟会，在上星后一寸陷中。上星，在神庭后，入发际一寸陷中，容豆。神庭，直鼻上入发际五分。素髎，在鼻柱上端。水沟，在鼻柱下人中。兑端，在唇上端。龈交，在唇内龈上龈缝中。

任脉经穴歌

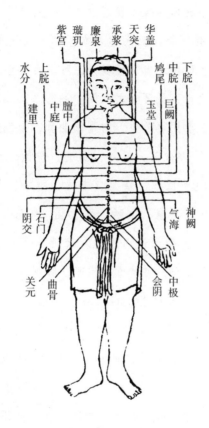

紫宫 璇玑 廉泉 承浆 天突 华盖
水分 上脘 鸠尾 中脘 下脘
建里 中庭 膻中 玉堂 巨阙
阴交 石门 气海 神阙
关元 曲骨 会阴 中极

任脉经之图

任脉分三八❶，起于会阴上曲骨，中极关元到石门，气海阴交神阙立，水分下脘循建里，中脘上脘巨阙起，鸠尾中庭膻中萃❷，玉堂紫宫树华盖，璇玑天突廉泉清，上颐还以承浆承。

任脉。凡二十四穴。

任之为言妊也，行腹部中行，为妇人生养之本，奇经之一

---

❶ 三八：此句仅有五字，与七字歌诀的文体不符，当有脱文。
❷ 萃：明抄本作"慕"。

脉也。

任脉者，起于中极之下，以上毛际，循腹里，上关元，至喉咙，属阴脉之海也。

任与督，一源而二歧，督则由会阴而行背，任则由会阴而行腹。夫人身之有任督，犹天地之有子午也。人身之任督以腹背言，天地之子午以南北言，可以分，可以合者也。分之于以见阴阳之不杂，合之于以见浑沦之无间。一而二，二而一者也。任脉起于中极之下，会阴之分也。由是循曲骨，上毛际，至中极，行腹里，上循关元、石门、气海、阴交、神阙、水分、下脘、建里、中脘、上脘、巨阙、鸠尾、中庭、膻中、玉堂、紫宫、华盖、璇玑、天突、廉泉，上颐，循承浆，环唇上，至龈交分行，系两目下之中央，会承泣而终也。云阴脉之海者，亦以人之脉络，周流于诸阴之分，譬犹水也，而任脉则为之总任焉，故曰阴脉之海。会阴，一名屏翳，在两阴间。曲骨，在横骨上毛际陷中，动脉应手。中极，在关元下一寸。关元，在脐下三寸。石门，在脐下二寸。气海，在脐下一寸五分。阴交，在脐下一寸。神阙，当脐中。水分，在下脘下一寸，上脐一寸。下脘，在建里下一寸。建里，在中脘下一寸。中脘，在上脘下一寸。《灵枢》云，髑骭即歧骨也，以下至天枢，天枢，足阳明经穴，挟脐二寸，盖与脐平直也。长八寸，而中脘居中是也。然人胃有大小，亦不可拘以身寸，但自髑骭至脐中，以八寸为度，各依部分取之。上脘，在巨阙下一寸，当一寸五分，去蔽骨三寸。巨阙，在鸠尾下一寸。鸠尾，在蔽骨之端，言其骨垂下如鸠形，故以为名，臆前蔽骨下五分也。人无蔽骨者，从歧骨际下行一寸。中庭，在膻中下一寸六分。膻中，在玉堂下一寸六分，两乳间。玉堂，在紫宫下一寸六分。紫宫，在华盖下一寸六分。华盖，在璇玑下二寸，《资生经》云一寸。璇玑，在天突下一寸陷中。天突，在颈结喉下一寸宛宛中。廉泉，在颈下结喉上舌本，阴维、任脉之会，仰而取之。承浆，在唇下陷中，任脉、足阳明之会。龈交，见督脉，任、督二脉之会。承泣，见足阳明，跷脉、任脉、足阳明之会也。

按：任、督二脉之直行者，为腹背中行诸穴所系，今特取之，以附十二经之后，如"骨空论"所载者，兹不与焉。其余如冲、带、维、跷所经之穴，实则寄会于诸经之间尔。诚难与督、任二脉之灼然行腹背者比，故此得以略之。虽然，因略以致详，亦不害于兼取也，故其八脉全篇，仍别出于下方云。

上十四经正文，并与《金兰循经》同。

卷　下

奇经八脉篇

　　脉有奇常，十二经者，常脉也；奇经八脉，则不拘于常，故谓之奇经。盖以人之气血，常行于十二经脉，其诸经满溢，则流入奇经焉。奇经有八脉，督脉督于后，任脉任于前，冲脉为诸脉之海，阳维则维络诸阳，阴维则维络诸阴。阴阳自相维持，则诸经常调。维脉之外有带脉者，束之犹带也。至于两足跷脉，有阴有阳，阳跷得诸太阳之别，阴跷本诸少阴之别。譬犹圣人，图设沟渠，以备水潦，斯无滥溢之患。人有奇经，亦若是也。今总集奇经八脉所发者，气穴处所，共成一篇，附之发挥之后，以备通考云。

督　脉

　　督脉者，起于小腹以下骨中央，女子入系廷孔之端。其络循阴器，合篡间，绕篡后，别绕臀，至少阴，与巨阳中络者合少阴，上腹❶内后廉，贯脊属肾。与太阳起目内眦，上额，交巅上，

---

❶　腹：原作"股"，据《灵枢·营气》可知督脉当行人体后正中线，不当行股内，故改。

入络脑，还出别下项，循肩膊内，挟脊抵腰中，入循膂络肾。其男子循茎下至篡，与女子等。其少腹直上者，贯脐中央，上贯心，入喉，上颐环唇，上系两目之中。此生病，从少腹上冲心而痛，不得前后，为冲疝，其女子不孕，癃痔，遗溺，嗌干，治在督脉。

督脉之别，名曰长强，挟肾，上项而散，上头，下当肩胛左右，别走太阳，入贯膂。实则脊强，虚则头重，取之所别。故《难经》曰：督脉者，起于下极之腧，并于脊里，上至风府，入属于脑，上巅，循额至鼻柱，属阳脉之海也。此为病，令人脊强反折。

督脉，从头循脊骨入骶，长四尺五寸，凡二十七穴。穴见前。

按：《内经》督脉所发者二十八穴，据法，十椎下一穴名中枢，阴尾骨两旁二穴名长强，共有二十九穴。今多龈交一穴，少中枢一穴、会阳二穴，则系督脉别络，与少阳会，故止载二十七穴。穴已见前。

任 脉

任脉者，与冲脉皆起于胞中，循脊里，为经络之海。其浮而外者，循腹上行，会于咽喉，别而络唇口。血气盛则肌肉热，血独盛则渗灌皮肤生毫毛。妇人有余于气、不足于血，以其月事数下，任冲并伤故也。任冲之交脉，不营其口唇，故髭须不生。是以任脉为病，男子内结七疝，女子带下瘕聚。故《难经》曰：任脉起于中极之下，以上毛际，循腹里，上关元，至咽喉，上颐，循面入目，属阴脉之海。

凡此任脉之行，从胞中上注目，长四尺五寸，总二十四穴。

穴见前。

按：《内经》云，任脉所发者二十八穴，经阙一穴，实有二十七穴，内龈交一穴，属督脉，承泣二穴属足阳明、跷脉，故止载二十四穴。穴已见前。

阳跷脉

阳跷脉者，起于跟中，循外踝上行，入风池。其为病也，令人阴缓而阳急。两足跷脉本太阳之别，合于太阳，其气上行，气并相还，则为濡目，气不营则目不合。男子数其阳，女子数其阴，当数者为经，不当数者为络也。跷脉长八尺。所发之穴，生于申脉外踝下，属足太阳经，以辅阳为郄外踝上，本于仆参跟骨下，与足少阴会于居髎章门下，又与手阳明会于肩髃及巨骨并在肩端，又与手足太阳、阳维会于臑俞在肩髎后胛骨上廉，与手足阳明会于地仓口吻两旁，又与手足阳明会于巨髎鼻两旁，又与任脉、足阳明会于承泣目下七分。以上为阳跷脉之所发，凡二十穴，阳跷脉病者宜刺之。

阴跷脉

阴跷脉者，亦起于跟中，循内踝上行，至咽喉，交贯冲脉。

此为病者，令人阳缓而阴急。故曰跷脉者，少阴之别，别于然谷之后，上内踝之上，直上循阴股入阴，上循胸里，入缺盆，上出人迎之前，入鼻，属目内眦，合于太阳。女子以之为经，男子以之为络。两足跷脉，长八尺，而阴跷之郄在交信内踝上二寸，阴跷脉病者取此。

冲　脉

冲脉者，与任脉皆起于胞中，上循脊里，为经络之海。其浮于外者，循腹上行，会于咽喉，别而络唇口。故曰：冲脉者，起于气冲，并足少阴之经，挟脐上行，至胸中而散。

此为病，令人逆气里急。《难经》则曰：并足阳明之经。以穴考之，足阳明挟脐左右各二寸而上行，足少阴挟脐左右各五分而上行。《针经》所载，冲脉与督脉，同起于会阴，其在腹也，行乎幽门、通谷、阴都、石关、商曲、肓俞、中注、四满、气穴、大赫、横骨，凡二十二穴，皆足少阴之分也。然则冲脉，并足少阴之经明矣。

阳维脉

阳维维于阳，其脉起于诸阳之会，与阴维皆维络于身。若阳不能维于阳，则溶溶不能自收持。其脉气所发，别于金门在足外踝下，太阳之郄，以阳交为郄在外踝上七寸，与手足太阳及跷脉会于臑俞肩后胛上廉，与手足少阳会于天髎在缺盆上，又会于肩井肩上。其在头也，与足少阳会于阳白在肩上，上于本神及临泣，上至正营，循于脑空，下至风池，其与督脉会，则在风府及哑门。《难经》云：阳维为病，苦寒热。此阳维脉气所发，凡二十四穴。

阴维脉

阴维维于阴，其脉起于诸阴之交。若阴不能维于阴，则怅然失志。其脉气所发者，阴维之郄，名曰筑宾见足少阴，与足太阴会于腹哀、大横，又与足太阴、厥阴会于府舍、期门，与任脉会于天突、廉泉。《难经》云：阴维为病，苦心痛。此阴维脉气所发，凡十二穴。

带 脉

带脉者，起于季胁，回身一周。其为病也，腰腹纵容，如囊水之状。其脉气所发，在季胁下一寸八分。正名带脉，以其回身一周如带也。又与足少阳会于维道。此带脉所发，凡四穴。

以上杂取《素问》、《难经》、《甲乙经》、《圣济总录》中参合为篇。